JN017027

飯田英明

グラフ と 表 の
効果的な
見せ方・作り方

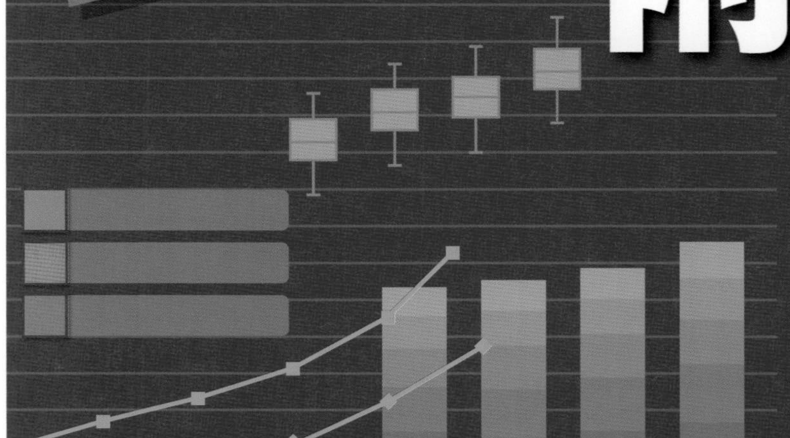

学会スライド
図解の技術

中山書店

はじめに

「わかりやすい表現をしたい」

「相手の目をひくスライドを作りたい」

発表スライドを作るときにこうした気持ちになることは少なくない。

しかしいざスライドを作ろうとすると、どう表現したらいいのか思いつかなかったり、作ったスライドが「見づらい、伝わらない」ものになったりして、「自分にはセンスがない」「デザインのことはよくわからない」と悩んでいたり、諦めたりしていることも、また珍しくない。

本書は、センスがなくても、わかりやすく相手の目をひくスライドを作る方法を平易なことばと事例を使って解説する。

説明はつぎの方針に基づく。

1. わかりやすい表現と、その背景を理解できる

すばらしい例を見せられても自分のスライドにどう応用していいのかわからない。そうしたことがないように改善事例とそこに至るプロセスを示し、スライドの表現と、それを作っていく考え方と手順を理解できるようにする。

2. 作成プロセスとPowerPointの機能と操作を解説する

どのような表現をしたらよいかがわかっても、それだけではスライドを作ることはできない。作成していく過程とそこで必要な PowerPoint の機能と操作を実際の画面を使って解説する。

3. 多くのデザインパターンや色を取り上げる

スライド作成では参考にできるものが多いほうがよい。作成のヒントとなるさまざまなデザインや色を使った事例を取り上げる。

本書は私の医学系の書籍として『驚くほど相手に伝わる　学会発表の技術』（中山書店）に継いで、二作目となる。前作同様、多くの方に受け入れられ、役に立つことができれば幸いである。

最後に本書の企画・制作にご支援いただいた中山書店のみなさん、前著に続いて執筆した原稿をすばらしいデザイン・レイアウトに作り上げていただいた公和図書のみなさん、そして橳木 治先生に感謝する。

飯田　英明

CONTENTS

第1章　伝わる発表スライド

第2章 数値の持つ本質を視覚化するグラフ

第3章 詳細なデータを正確に表現する表

第4章 ひと目でわかる図解表現

第5章　完成前に最後の見直し

Technic & Column

本書の考え方

対象

スライド作りを始めたばかりの人から、ひととおり作成できるがそこからさらにステップアップしたいと思っていたり、まずまずのスライドを作っているのに思うような結果につながらないと感じていたりする人までを対象とする。

考えを「かたち」にして表現する

スライド作りにあたって陥りがちな問題を取り上げて、なんとなくパッとしない表現がなぜそうなってしまうのかを解明し、どこをどう変えていったら、すぐれたスライドになるのかを説明する。

スライド作成は、かっこよいデザインを作ることが最終目標ではない。かっこよいものは見た瞬間には目をひくかもしれないが、それは本来の目的ではない。本来の目的はきちんと内容を伝えることであり、専門的な内容を相手と共有するために、専門性への信頼を損なわないでわかりやすく伝えることにある。そこでは過剰な装飾で見た目をよくすることではなく、何を理解したらよいのかという内容の価値を正しく表現し伝えることが重要となる。

こうしたことから、見せ方にとどまらず、表現するときの考え方や、考えをどう「かたち」にして見せるかというところまで踏み込んで解説する。

グラフ、表を中心にしてスライドのビジュアル化全般を取り扱う

見やすい表現を苦手としている人が多いグラフ、表を中心にする。それらに加えて表現の統一ルール、文字、図解、写真、アイコン（ピクトグラム）の使い方と、完成前の見直しの方法まで一貫してスライド作成に必要な内容を取り上げる。

操作方法を解説する

取り上げている事例を実際にスライドで使うことができるように PowerPoint（Windows/Mac）の操作手順を取り上げる。

オンライン発表、ユニバーサルデザインへ対応する

一般化したオンライン発表への対応、ユニバーサルデザインの考え方と取り入れる方法についても取り上げる。

本書の内容でこう変わる

Before なんとなくパッとしない

1

65歳以上の接種状況

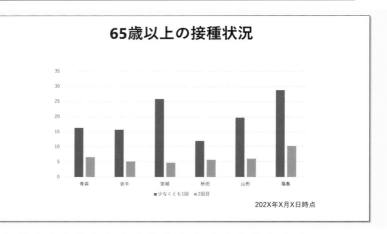

202X年X月X日時点

2

脳卒中の種類

脳梗塞
　脳や心臓の血栓により脳血管が詰まり脳が壊死
脳出血
　脳の小さな血管が加齢や高血圧などでもろくなり破れて出血
くも膜下出血
　脳の動脈瘤や動静脈奇形が破裂して脳の表面に出血

3

肝炎ウィルス感染から肝臓がん発症まで

感染：過去の医療行為などで感染経路から感染する

⬇

急性肝炎：感染しても発症しない場合もある（キャリアと呼ばれる）

⬇

慢性肝炎：ウィルスと免疫が戦っている状態。自覚症状はあまりない

⬇

肝硬変：破壊と修復が繰り返され、うまく再生ができなくなる

⬇

肝臓がん：肝硬変が長く続くと、がん細胞が発生しやすくなる

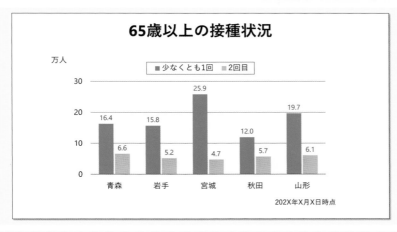

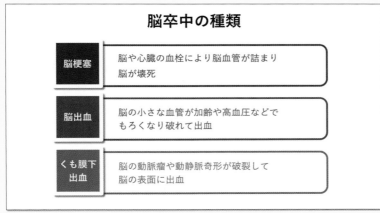

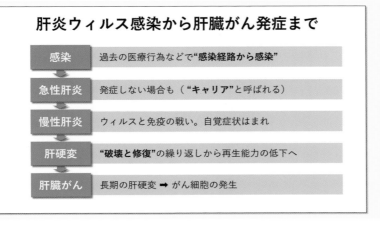

本書の構成

第1章　伝わる発表スライド

　スライドを見直す6つの観点から文字の大きさやフォントの使い分け、センスを必要としない色の使い方、スライドの統一ルール、オンラインへの対応を取り上げる。

第2章　数値の持つ本質を視覚化するグラフ

　主なグラフの種類と使い分けについて説明し、それぞれのグラフのすぐれた表現と、初期設定で作成した表現を比較し、その改善方法を操作手順とともに取り上げる、さらに応用的な活用について説明する。

第3章　詳細なデータを正確に表現する表

　分析・評価のための表の表現を発表のための表現に作り変えていく手順を説明する。さらに単調になりがちな表現を、関心をひくわかりやすい表現に変える表現の工夫とデザインテクニックを取り上げる。

第4章　ひと目でわかる図解表現

　スライド表現で多く使われる箇条書きをビジュアルにする方法と、パッとしない図解表現を改善した事例と改善ポイントを説明する。さらにアイコン（ピクトグラム）や写真の扱いを取り上げる。

第5章　完成前に最後の見直し

作成したスライドを見直す方法とポイントについて説明する。

第1章

伝わる
発表スライド

発表スライドを
レベルアップする

わかりにくいスライドには共通の課題があり、解決のために6つの点から見直す。

ビジュアル化スライドとその実際

データや事実などをグラフィカルに表現するビジュアル表現は、限られた時間で発表するスライドには不可欠だ。グラフや表、写真、図、イラストを使うことで分析や評価のもととなる事実や根拠を的確に伝え、文章や言葉だけで説明すると時間がかかる内容をすばやく理解してもらうことができる。

文字中心のスライドも文字の大きさやフォントを使い分けたり、レイアウトを工夫したりすることで見やすくなる。効果的に色を使えば、関心をひきつけたり、重要な部分を感覚的に理解してもらうことができる。

このようにビジュアル化のメリットは大きいが、できあがったスライドを見てみると時間をかけたわりにはわかりにくいものになってしまうことがある。どうしてよいのかわからないまま発表するとやはり伝わらなかったという結果になる。

同じような内容を扱ったスライドも理解しやすいものと、そうでないものがある。この違いはどこから来るのだろうか。

こうしたスライドはわかりにくい

わかりにくいスライドには共通の特徴が見られる。そのいくつかをあげれば次のようになる。

① 文字が入りきらないので小さくしている

「あれもこれもと言いたいことがあるし、質問が出るといけないから、これも入れておこう」。こうした気持ちから、ついつい書き込み過ぎてしまっている。

ところが人は一度にそれほど多くの情報を取り込むことができないし、短時間で理解する内容には限りがあるので、未消化のままになってしまう。

② 論文・レポートの表やグラフをそのまま使っている

論文・レポートの表やグラフはデータの特徴や分布などを解読するためのものである。手元で精査するには向いているが、発表のように短時間で理解するにはそうした表現の多くは向いていない。そのまま会場のスクリーンに映せば。細かすぎたり、すぐ理解できない表現になったりする。

③ **スライドによってタイトルの位置や文字のサイズがバラバラになっている**

　一部のスライドで盛り込む内容が多くなったり、グラフや表を使ったりしているためスペースが足りなくなりタイトルを上にずらしたり、小さい文字で表現したりしている。発表でスクリーンに映し出されたスライドは切り替わるたびにタイトルが大きくなったり小さくなったり、あるいは位置が上にずれたり下にずれたりしている。こうした表現は読み取りにくいだけでなく、内容に集中できなくなってしまう。

6つの点から見直す

　わかりにくいスライドから伝えるべきことが伝わるスライドにするためには次にあげる6つの点から見直していく。

識別	注目	信頼	調和	余裕	明解

① **識別**

　文やグラフ、表などの表現に使われている文字は読みやすく、また地の色や背景のデザインは読み取るじゃまをしない。

② **注目**

　スライドを目にしたときに関心をひきつけたり、必要な箇所に注意をひいたりする。

③ **信頼**

　数値や事実に基づいていることを明示するとともに、信頼を損なわない自然で品のよい印象を与える。

④ **調和**

　統一感を持ちながら、単調や平板にならないでメリハリがある。

⑤ **余裕**

　情報を詰め込んで窮屈な印象を与えず適度にゆとりを感じさせる。

⑥ **明解**

　伝えるべきメッセージが的確に伝わる。理解の手助けとなる。

　これら6つの項目は私が実際に使われている発表資料を確認し、改善するポイントをまとめたものである。

　これから6つの項目から押さえておくべきスライドの表現について説明していく。

02 読み取りやすい文字の大きさにする

識別	注目	信頼	調和	余裕	明解

タイトル、見出し、本文の文字を読み取りやすい大きさに統一する。

文字の大きさを使いこなす

　PowerPoint では文字の大きさを pt（ポイント）という単位で表す。スライドごとに文字の大きさが異なっていると、スライドが切り替わるたびに別々の資料から集めたような印象を与える。タイトル、見出し、本文、それぞれの文字の大きさをすべてのスライドで統一すれば、資料としての一貫性が生まれ、流れにしたがった説明を理解しやすくなる。

　実際の発表の場では集中して読み取ろうとする相手ばかりではない。「目をこらせば読める文字」はたいていすぐに見てもらえなくなる。一定の関心をひきつつ発表するにはスライドが映し出されるスクリーンから最も遠い場所からでも「楽に見てわかる文字」の大きさ以上の文字を使う必要がある。

　実際の適切な文字の大きさは状況によって異なる。どれぐらいの文字の大きさまでなら楽に見えるのかは会場の広さやスクリーンの大きさ等の使用機材、オンライン発表に対応するかどうかなどによって変わる。

　あらかじめ文字サイズが指定されていれば、それにしたがう。事前に会場の様子がわかるのでれば、想定して文字サイズを決める。いずれもむずかしいのであれば、ひとつの基準としてタイトルを40ポイント、見出しを32ポイント、本文を24ポイントがあげられる。

タイトルは40pt、見出しは32pt、本文は24pt

　タイトル、見出し、本文の文字を、すべて24ポイントにしたのが次ページ上のスライドだ。

　メリハリがなく、文字がただ並んでいるだけで平板になる。

　メリハリをつけるために本文と見出しの比率と、見出しと本文の見出しの比率をほぼ同じにして、タイトルを40ポイント、見出しを32ポイント、本文を24ポイントにしたのが下のスライドだ（正確には本文の約1.3倍が見出し、見出しの1.25

倍がタイトル)。

　前のスライドの単調な印象からメリハリのきいた表現になった。

▼ すべて同じ大きさ（24ポイント）にすると、メリハリがない

担当医の教育と移動の制限

次の教育を実施
適切な個人用保護具（ PPE : Personal Protective Equipment ）の使用
手指衛生
接触面の制限
社会的距離の確保
施設内の移動制限
担当患者の訪問のみで他の場所への移動の禁止
立ち合いの制限
エアロゾルが発生する手技や呼吸器からの検体採取の立ち合い禁止

▼ タイトルは40ポイント、見出しは32ポイント、本文は24ポイント

担当医の教育と移動の制限

次の教育を実施
適切な個人用保護具（ PPE : Personal Protective Equipment ）の使用
手指衛生
接触面の制限
社会的距離の確保
施設内の移動制限
担当患者の訪問のみで他の場所への移動の禁止
立ち合いの制限
エアロゾルが発生する手技や呼吸器からの検体採取の立ち合い禁止

一度決めた文字の大きさは遵守する

　いったん決めた文字の大きさはすべてのスライドで統一する。くれぐれもスペースがないということから文字を小さくして無理に入れようとしない。言いたいことが入りきらなければ表現を簡潔にしたり、スライドを二つに分けたりする。

03 ▶ 文字のルールを守る

| 識別 | 注目 | 信頼 | 調和 | 余裕 | 明解 |

　書体とフォント、太さを使い分けることで注意を引きつけ、よい印象を与え、理解しやすいものにする。

書体とフォント

　「書体」と「フォント」という言葉はパソコンの普及にともなって一般にも広く知られるようになったが、もともとは印刷業などの業界用語でテクノロジーの進展により、その意味や使われ方が変化して固定化された定義はない。本書での説明は以下に示す意味で使うことにする。

　「書体」は一貫した特徴や様式を持つ文字の形であり、英語では typeface に相当する。「フォント（font）」は Windows や Mac で使われているように、書体よりも細かい分類で、同じデザインの書体のことを示す。

　つまり「パソコンで使われる代表的な日本語書体として明朝体とゴシック体がある」「パソコンで使われるゴシック体のフォントには游ゴシック、メイリオ、ヒラギノ角ゴシックなどがある」というように使い分けることにする。

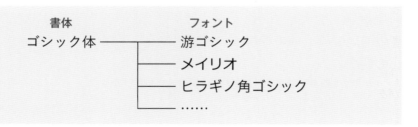

フォントを多用しない

　複数のフォントを使いこなしてバランスよく見せるのはプロのデザイナーでもない限り難しい。通常は和文（日本語）のフォントを一種類、欧文（ローマ字）のフォントを一種類使う。

半角カタカナは使わない

半角カタカナを使えば、限られたスペースに、より多くの文字を入れることができる。しかし半角カタカナは文字のデザインが歪んでしまって読みにくくなって、短時間で内容を伝えるには向いていない。発表では読みやすさ、わかりやすさを重視してカタカナはすべて全角にしておく。

✕ 半角　ｲﾝﾌﾙｴﾝｻﾞ はｲﾝﾌﾙｴﾝｻﾞ ｳｲﾙｽが原因で起こる

▼

○ 全角　インフルエンザはインフルエンザウイルスが原因で起こる

数字は半角が基本

数字は和文フォントで入力しても半角になるが、設定によっては全角で入力されてしまうことがある。全角の数字は広がりすぎて読み取りにくく、余計なスペースを取る。数字は半角にする。

✕ 全角　１９１８〜１９１９年　スペイン風邪
世界：４，０００〜５，０００万人が死亡
日本：３８万人が死亡

▼

○ 半角　1918〜1919年　スペイン風邪
世界：4,000〜5,000万人が死亡
日本：38万人が死亡

欧文の全角は使わない

欧文は数字と同様に和文で入力しても半角になるが、設定によっては全角で入力されてしまうことがある。全角の欧文は読み取りにくく、特にアルファベットを使った言語を母語とする場合は、文字単位でなく単語単位で理解しようとするために、より悪い印象を持つ。

欧文は必ず英語入力にする。

✕ 全角　ＰＰＥ：Ｐｅｒｓｏｎａｌ　Ｐｒｏｔｅｃｔｉｖｅ　Ｅｑｕｉｐｍｅｎｔ

▼

○ 英語　PPE：Personal Protective Equipment

04 視認性の高い書体を選ぶ

識別	注目	信頼	調和	余裕	明解

和文（日本語）はゴシック体、欧文（ローマ字）はサンセリフを原則とする。

スライドではゴシック体を使う

パソコンの一般的な書体には「ゴシック体」と「明朝体」がある。ゴシック体は縦横の線がほぼ同じ太さでデザインされ、明朝体は横の線は細く、縦の線は太い線でデザインされ、また横の線の右端には「うろこ」と呼ばれる三角形の山がある。

ゴシック体

明朝体　うろこ

こうした違いもあって、ゴシック体は「視認性が高い（目につきやすい）」、明朝体は「可読性が高い（読みやすい）」という特徴を持っている。

このため Word で作成する文書では見出しや重要部分をゴシック体で目立たせ、それ以外の本文は明朝体を使って読み進みやすいものにしている。

発表スライドは、Word の文書のように手元で詳しい内容を読み進んで理解していくのではなく、ポイントを絞った内容をぱっと見て理解できるように表現する。そこでの書体はゴシック体を原則とする。

欧文はサンセリフ

明朝体とゴシック体のデザインの違いは欧文フォントにもあてはまる。明朝体のように「うろこ」がある書体を欧文フォントでは「セリフ（serif）」と呼び、ゴシック体のように「うろこ」がない書体を「サンセリフ（sans-serif）」と呼ぶ。「セリフ（serif）」とは和文書体で言う「うろこ」の意味で、「サン（sans）」はフランス語で「ない」を表す。うろこのある書体がセリフ、うろこのない書体がサンセリフになる。

ただし欧文のセリフとサンセリフの間にはゴシック体と明朝体のような視認性と可読性の大きな違いはない。

サンセリフ　　　　　セリフ

P p　　　P p

明朝体、セリフを使う場合

　使う書体はゴシック体とサンセリフを原則とするが、話し言葉の部分にゴシック体の太さに合わせたやや太めの視認性の高い明朝体やセリフを使うことで表現に変化をつけられる。また明朝体は伝統的、和風といった印象を持ち、あえてそうしたテーマのスライドに使えば効果を上げることができる。

▼ 患者の声（意見）の部分に明朝体を使う

がんに伴う心と体のつらさの例（一部）

日々の気持ち
　「不安で眠れない」
　「何もやる気が起きない」
　「家族に迷惑をかけたくない」
　「子どもの世話ができない」
生きること
　「生きる意味が見つけられない」
　「将来の不安で胸がいっぱいになる」

▼ 過去の歴史的事実に明朝体を使う

スペイン風邪の大流行

1918〜1919年の世界的なパンデミック
　シカゴで発生
　第一次世界大戦で欧州に派遣された米軍によってヨーロッパで流行
人類が経験した最初のインフルエンザの大流行
　感染者数：約6億人
　死亡者数：4,000〜5,000万人
日本への影響
　感染者数：5,500m万人
　死亡者数：30万人

05 重要度で文字の太さを変える

| 識別 | 注目 | 信頼 | 調和 | 余裕 | 明解 |

書体の太さを使い分けることで統一感を持ちながら単調や平板になることなく表情豊かな表現にする。

文字の太さを使いこなす

一般に書体は太いほど、より力強いイメージになり、細いほど繊細なイメージが強くなる。

游ゴシック＋B（太い） 游ゴシックMedium（やや太い）

書体の太さのことを「ウエイト」と呼び、書体のなかでいくつかのウエイトが用意されている場合、それらをまとめて「ファミリー」と呼ぶ（欧文は斜体もファミリーに含まれる）。フォントファミリーの中から異なるウエイトのフォントを選んで使えばスライドの表現力が増す。

次のスライドの文字はすべて游ゴシック体であるが、タイトルとそれ以外の文字に異なる太さを使っている。タイトルは太い「游ゴシックBold（「游ゴシック＋B」）」、見出しと本文はやや太い「游ゴシックMedium」を使っている。

見出しはその他の部分よりも重要度が高い。文字が表す表現の重要度に応じて文

▼タイトルとそれ以外の文字の太さの違いでメリハリをつける

担当医の教育と移動の制限

次の教育を実施
　適切な個人用保護具(PPE : Personal Protective Equipment)の使用
　手指衛生
　接触面の制限
　社会的距離の確保
　施設内の移動制限
担当患者の訪問のみで他の場所への移動の禁止
立ち合いの制限
　エアロゾルが発生する手技や呼吸器からの検体採取の立ち合い禁止

字の太さを変えれば、メリハリのついた表現になる。

ためしにすべて同じ太さのゴシック体にしてみたのが次のスライドだ。

統一感はあるが単調で平板な印象になる。

▼ すべて同じ太さの文字では平板な印象になる

担当医の教育と移動の制限

次の教育を実施
　適切な個人用保護具（ PPE : Personal Protective Equipment ）の使用
　手指衛生
　接触面の制限
　社会的距離の確保
　施設内の移動制限
担当患者の訪問のみで他の場所への移動の禁止
立ち合いの制限
　エアロゾルが発生する手技や呼吸器からの検体採取の立ち合い禁止

[B] ボタンは美しい太字にならないことがある

　メニューの太字（[B]）ボタンをクリックすると文字が太くなるが、美しい文字になる場合とそうでない場合がある。

　たとえば游明朝を太字にするとプログラムで太くしているだけで、線がまんべんなく太くなり美しくない。游明朝を太いフォントにするにはフォントメニューから「游明朝Demibold」を選ぶ。

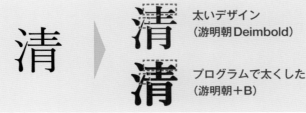

　また游ゴシックファミリーではフォントメニューに「游ゴシック Light」、「游ゴシック」、「游ゴシック Medium」の3種類があるが、さらに太くしようとして3種類のうち最も太い「游ゴシック Medium」に太字（[B]）ボタンをクリックすると美しい文字にならない。さらに太い文字にするには2番目の太さの「游ゴシック Medium」に太字（[B]）ボタンをクリックすることで、3種類より太い文字のフォントに置き換えられる。

　どのフォントが［B］ボタンをクリックすることで美しい文字になるかは次項で取り上げる。

06 おすすめの和文フォント

識別　　注目　　信頼　　調和　　余裕　　明解

装飾性が強すぎない読みやすいフォントを使う。

おすすめの和文（日本語）フォント

Windows で使うことのできる和文フォントはいくつかあり、Mac の場合にはさらに多くの和文フォントがあるが、効果的なフォントは、それほど多くない。結論から述べると Windows では「游ゴシック Bold（「游ゴシック＋B」）」と「游ゴシック Medium」、Macintosh ではヒラギノ角ゴシック W6、ヒラギノ角ゴシック W3 が最もすすめられる。

游ゴシック＋B	游ゴシックMedium
ヒラギノ角ゴシックW6	ヒラギノ角ゴシックW3

ただし発表用の機材がこれらのフォントに対応していないと別のフォントに置き換えられてしまうので、発表本番の PC 環境を事前に確認しておく必要がある。

Windowsのフォント

Windows の主要な和文フォントをその特徴とともにあげておく。

●游ゴシック体

Windows8.1（2013年）から採用された。それ以前の MS P ゴシック、メイリオがパソコン向けにデザインされたフォントであるのに対して、游ゴシックは印刷業で使うためにデザインされたフォント（游明朝も同様）である。これが游ゴシックをすすめる理由だ。ただし游ゴシックはメイリオより線が細い。

游ゴシックには「游ゴシック Light」、「游ゴシック」、「游ゴシック Medium」「游ゴシック Bold（「游ゴシック＋B」）」の4つのウエイトがあり、このうちスライドでは「游ゴシック Medium」、「游ゴシック＋B」を使う。

なお「游ゴシック Light」と「游ゴシック Medium」は太字にするために［ホーム］メニューの［フォント］にある［B］ボタンを押しても、プログラムで太くしている

だけで、太さに合わせてデザインされたものではないので使わない。

游ゴシックMedium	あいうえおかきくけこ 学会発表の説明方法は
游ゴシック＋B	**あいうえおかきくけこ** **学会発表の説明方法は**

●メイリオ

　スクリーンでの読みやすさを目的に開発され、Windows Vista（2006年）から採用された。メイリオという名称は日本語の「明瞭」から来ている。[B] ボタンを押すことで太字のデザインにすることができ、「メイリオ」「メイリオ＋B」の二種類のウエイトを使うことができる。スライドに使っても悪くはない。

メイリオ	あいうえおかきくけこ 学会発表の説明方法は
メイリオ＋B	**あいうえおかきくけこ** **学会発表の説明方法は**

●MS Pゴシック

　1992年発売のWindows3.1に採用され、2006年にWindows VISTAが発売されるまで標準的に使われた伝統あるフォント。採用当時のモニタの解像度やプリンタの性能を考慮されてデザインされているので現在のパソコンで使うと粗さが目立つことがある。

　[B] ボタンをクリックすることで太くすることができるが、プログラムで太くしているだけで、太さにあわせてデザインされたものではない。

　MSゴシックとの違いであるPはプロポーショナルの頭文字で、文字幅を文字ごとに調整し、美しく見せるようにした「プロポーショナル（可変幅）フォント」であることを示している。

　スライドに使って悪いというわけではないが太字の違いを使い分けることができないし、現在では古い印象を与える。

MS Pゴシック	あいうえおかきくけこ 学会発表の説明方法は

●游明朝

スライドではゴシック体を基本とするが、人の発言（ことば）などに太めの游明朝を使って変化をつけることができる。游ゴシックと同様にさまざまな太さのフォントが用意されているが、スライドで使う場合には、ゴシック体に負けない目につきやすさの游明朝Demiboldがおすすめだ。

游明朝Demibold	あいうえおかきくけこ 学会発表の説明方法は

●UIのつくフォント

フォントメニューのなかにはYu Gothic UI、Meiryo UI、Yu Gothic UIといった最後にUIのついたものがある。UIはUser Interfaceの頭文字で、パソコンの画面のメニューやフォルダ名など限られたスペースに、より多くの文字を入れられるように横幅を狭く作られている。

スライドに使うと見た目が美しくない場合があるので使うのは避ける。

Macの和文はヒラギノ角ゴシックとヒラギノ明朝

Macの和文フォントはヒラギノ角ゴシックを使う。スライドでは「ヒラギノ角ゴシックW6」「ヒラギノ角ゴシックW3」を目安に使うとよい。

ヒラギノ角ゴシックW6	ヒラギノ角ゴシックW3
ヒラギノ明朝ProW6	ヒラギノ明朝ProW3

▼タイトルは「ヒラギノ角ゴシックW6」、その他は「ヒラギノ角ゴシックW3」

担当医の教育と移動の制限

以下の教育を実施
　適切な個人用保護具（PPE：Personal Protective Equipment）の使用
　手指衛生
　接触面の制限
　社会的距離の確保
　施設内の移動制限
担当患者の訪問のみで他の場所への移動の禁止
立ち合いの制限
　エアロゾルが発生する手技や呼吸器からの検体採取の立ち合い禁止

　Mac のフォントメニューにはヒラギノ角ゴシック以外に、ヒラギノ角ゴ Pro、ラギノ角ゴ ProN、ヒラギノ角ゴ Std、ヒラギノ角ゴ StdN がある。

　Pro と Std（スタンダードの略）は使うことのできる文字数の違い、N がついてるものとついていないものは旧字体の扱いが異なることを示すが、ヒラギノ角ゴシックを使っておけばよい。

　Mac にも Windows と同様に游ゴシックはあるが、Windows のフォントと完全に同じものではない。**游ゴシックを使って作成したスライドを Windows と Mac のあいだでやりとりすると文字がずれることがある。**

　Mac で明朝体を使うならば「ヒラギノ明朝 Pro（または ProN）」の W6 と W3 にする。

▼ **タイトルは「ヒラギノ角ゴシック W6」、見出しは「ヒラギノ角ゴシック W3」、本文は「ヒラギノ明朝 Pro W3」**

がんに伴う心と体のつらさの例（一部）

日々の気持ち
　「不安で眠れない」
　「何もやる気が起きない」
　「家族に迷惑をかけたくない」
　「子どもの世話ができない」
生きること　生きること　生きること
　「生きる意味が見つけられない」
　「将来の不安で胸がいっぱいになる」

和文フォントの斜体は使わない

　パソコンで使う標準的な和文フォントは欧文フォントのような斜体のためにデザインされた書体は存在しない。［I］ボタンを押すと斜体になるが、この方法で表示される文字はプログラムで斜めにしているだけで、美しくなく、読みやすいとはいえない。和文フォントでは斜体を使わない。

✕ 和文フォントの斜体はデザインされていない
　　「*游ゴシック Medium ＋ I（斜体）*」は美しくない
　　「*遊明朝 Medium ＋ I（斜体）*」は美しくない
◯ デザインされている欧文フォントの斜体
　　"*Segoe UI ＋ I (Italic)*" is designed.
　　"*Times New Roman (Italic) ＋ I*" is designed.

07 欧文フォントを使いこなす

識別　注目　信頼　調和　余裕　明解

　パソコンの欧文フォントは多くの種類があるが、スライドに使うことができるものは限られている。

こう表現する！

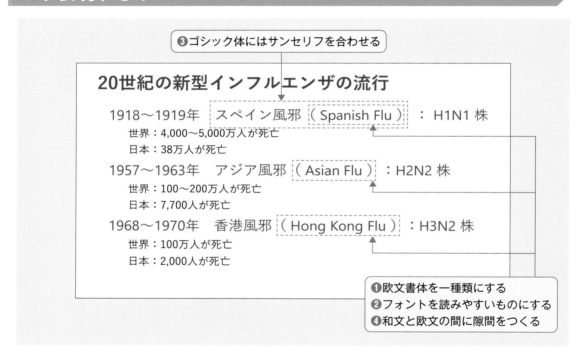

❸ゴシック体にはサンセリフを合わせる

20世紀の新型インフルエンザの流行

1918〜1919年　スペイン風邪（Spanish Flu）： H1N1 株
　世界：4,000〜5,000万人が死亡
　日本：38万人が死亡

1957〜1963年　アジア風邪（Asian Flu）：H2N2 株
　世界：100〜200万人が死亡
　日本：7,700人が死亡

1968〜1970年　香港風邪（Hong Kong Flu）：H3N2 株
　世界：100万人が死亡
　日本：2,000人が死亡

❶欧文書体を一種類にする
❷フォントを読みやすいものにする
❹和文と欧文の間に隙間をつくる

ここを変える

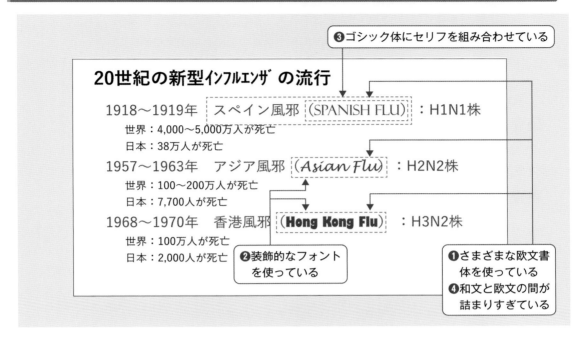

❸ゴシック体にセリフを組み合わせている

20世紀の新型インフルエンザ の流行

1918〜1919年　スペイン風邪　(SPANISH FLU)　：H1N1株
　　　世界：4,000〜5,000万人が死亡
　　　日本：38万人が死亡

1957〜1963年　アジア風邪　(Asian Flu)　：H2N2株
　　　世界：100〜200万人が死亡
　　　日本：7,700人が死亡

1968〜1970年　香港風邪　(Hong Kong Flu)　：H3N2株
　　　世界：100万人が死亡
　　　日本：2,000人が死亡

❷装飾的なフォントを使っている

❶さまざまな欧文書体を使っている
❹和文と欧文の間が詰まりすぎている

和文と欧文の組み合わせ

　「PCR（Polymerase Chain Reaction）法」というように（日本語の表記にアルファベットを付け加えるといった）和文フォントと欧文フォントを同じ文の中で使う場合には和文フォントと欧文フォントの見た目のトーン（調子）、太さ、大きさを統一する。

　トーンを合わせるにはゴシック体にはサンセリフ、明朝体にはセリフを組み合わせる。

ゴシック（游ゴシックMedium）にはセリフ（Segoe UI）を組み合わせる
　　検査方法として PCR（Polymerase Chain Reaction) 法を実施した

明朝（明朝Demibold）にはサンセリフ（Times New Roman）を組み合わせる
　　検査方法として PCR (Polymerase Chain Reaction) 法を実施した

和文と欧文の間は空白を入れる

　文中で和文と欧文が続く場合、そのまま続けて入力すると、文字と文字の間隔が狭くなり窮屈な印象になることがある。不自然に見えるようであれば和文と欧文のあいだに英語入力でスペースひとつ分、入力しておく。

和文と欧文の間が窮屈な印象
検査方法としてPCR法とLAMP法を検討した

▼

和文と欧文のあいだにわずかなスペースを入れる
検査方法として PCR 法と LAMP 法を検討した

おすすめの欧文フォント

　Windows でも Mac でも欧文フォントは和文フォントとは比較にならないほど多種多様なものがあるが、スライドで使うには装飾の度合いが強すぎるものが多い。見ていると、あれこれ目移りするかもしれないが、読みやすさを第一に選ぶようにする。

　以下にスライドに適したフォントをあげる。フォントによっては複数の呼び方をするものがある（たとえばArial をエイリアル、エリアルなど）が、代表的な読み方をカタカナで添えておく。

●サンセリフ

Segoe UI（シーゴーユーアイ）：Windowsのサンセリフ

　マイクロソフトの社名ロゴや Windows、Office の製品ロゴに使われているSegoeのファミリーフォント。

Presentation Slide Design

Arial（エイリアル）：Windows、Macのサンセリフ

　元々はレーザープリンタ用に開発されたフォント。あとで取り上げる Mac のHelveticaに似ている。

Presentation Slide Design

Verdana（ヴァーダナ）：Windows、Mac のサンセリフ

　1996年にマイクロソフトがコンピュータ用に提供したフォント。メイリオと視覚的に相性が良い。

Presentation Slide Design

Calibri（カリブリ）：Windows のサンセリフ

　前の三つに比べて丸みがあるフォント。

Presentation Slide Design

Helvetica（ヘルベチカ）：Mac のサンセリフ

　1957年に発表された印刷物でも最もよく使われているフォントのひとつ。日本でも多くの会社名のロゴに使われている。

Presentation Slide Design

●セリフ

Palatino（パラティノ）：Window、Mac のセリフ

　1950年に発表された歴史のあるフォント。元々、金属活字印刷のためにデザインされたフォント。Windows では Palatino Linotaype（ライノタイプ）という名称になっている。

Presentation Slide Design

Times New Roman（タイムズニューローマン）：Windows、Mac のセリフ

　1932年にイギリスのタイムズ紙が新聞用書体として開発したフォント。

Presentation Slide Design

UD (Universal Design) フォント

識別	注目	信頼	調和	余裕	明解

　より多くの人に読みやすく、読み間違えにくいユニバーサルデザイン（UD）デザインフォントが使用できる。

スライドで使うユニバーサルデザイン

　「障害や疾病、年齢に関わらず、できるだけ多くの人が利用できるデザイン」という考え方に基づくユニバーサルデザインが社会に浸透しつつある。文字についても交通標識、駅の表示板からテレビのリモコンまでさまざまな場面でユニバーサルデザインが活用されている。

　Windowsでは2018年からUDフォントが標準でインストールされるようになった。それらのなかで発表スライドに使うことのできるフォントに、「BIZ UDゴシック」「BIZ UDゴシック＋B」「BIZ UD明朝Medium」がある。

BIZ UDゴシック
あいうえおかきくけこ
学会発表の説明方法は

BIZ UD明朝Medium
あいうえおかきくけこ
学会発表の説明方法は

BIZ UDゴシック＋B
あいうえおかきくけこ
学会発表の説明方法は

MacでUDフォントを使う

　MacではUDフォントは標準で搭載されていないが、フォントメーカーモリサワによるサイト「MORISAWA BIZ＋」では一部のフォントを無償でダウンロードしてインストールできる。利用にあたっては会員登録が必要になる。

MORISAWA BIZ＋

https://www.morisawa.co.jp/products/fonts/bizplus/price/

▼一般的な書体のスライド（タイトルは「游ゴシック＋B」、見出しは「游ゴシックMedium」、本文は「游明朝Demibold」）

がんに伴う心と体のつらさの例（一部）

日々の気持ち
「不安で眠れない」
「何もやる気が起きない」
「家族に迷惑をかけたくない」
「子どもの世話ができない」
生きること
「生きる意味が見つけられない」
「将来の不安で胸がいっぱいになる」

▼ユニバーサルデザインを採用したスライド（タイトルは「BIZ UDゴシック＋B」、見出しは「BIZ UDゴシック」、本文は「BIZ UD明朝Medium」）

がんに伴う心と体のつらさの例（一部）

日々の気持ち
「不安で眠れない」
「何もやる気が起きない」
「家族に迷惑をかけたくない」
「子どもの世話ができない」
生きること
「生きる意味が見つけられない」
「将来の不安で胸がいっぱいになる」

UDフォントの特徴

UDフォントの代表的な特徴としては次のようなものがある。

① 大きい字面

同じフォントサイズでも、より大きな文字にデザインされている。

「BIZ UDゴシックBold」と「游ゴシックMedium」
大きい字面

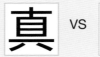 vs

② はっきりした文字の違い

一般的なフォントでは「3」と「8」は左側がかすれると同じように見える。「3」の左側の開き具合を大きくすることで左側がかすれても「8」と区別できるようにしている。

「BIZ UDゴシックBold」と「游ゴシックMedium」
はっきりした違い

３８ vs 38

③ 形がわかりやすい

明確に読み取りやすくデザインされている。

「BIZ UDゴシックBold」と「游ゴシックMedium」
形がわかりやすい

７ vs 7

④ 太い線でデザイン

太い線を使ってデザインされていることでかすれてもわかる。

「BIZ UDゴシックBold」と「游ゴシックMedium」
かすれて見えてもわかる

 vs

弱視、読み書き障害に配慮したフォント

Windowsでは教育現場でロービジョン（弱視）、ディスレクシア（読み書き障害）に配慮したフォントとして以下の「UDデジタル教科書体」を使うことができる。

UDデジタル教科書体N-B
あいうえお１２３４５
学会発表の説明方法は

UDデジタル教科書体N-R
あいうえお12345
学会発表の説明方法は

UDデジタル教科書体NK-B
あいうえお12345
学会発表の説明方法は

UDデジタル教科書体NK-R
あいうえお12345
学会発表の説明方法は

UDデジタル教科書体NP-B
あいうえお12345
学会発表の説明方法は

UDデジタル教科書体NP-R
あいうえお１２３４５
学会発表の説明方法は

「UDデジタル教科書体」に続くアルファベットの意味
N：漢字かなカタカナは全角、英数字は半角
NK：漢字かなカタカナは全角、かなカタカナ英数字は幅広なプロポーショナル（文字間調整）
NP：漢字かなカタカナは全角、英数字は幅広なプロポーショナル（文字間調整）
R：標準の太さ
B：太い

▼ タイトルはUDデジタル教科書体N-B、見出しと本文はUDデジタル教科書体N-R

担当医の教育と移動の制限

次の教育を実施
適切な個人用保護具（ PPE ： Personal Protective Equipment ）の使用
手指衛生
接触面の制限
社会的距離の確保
施設内の移動制限
担当患者の訪問のみで他の場所への移動の禁止
立ち合いの制限
エアロゾルが発生する手技や呼吸器からの検体採取の立ち合い禁止

09 行間にゆとりを持たせる

| 識別 | 注目 | 信頼 | 調和 | 余裕 | 明解 |

行間を整えることで、ゆとりを持たせて文を読みやすくする。

適度に行間を広げる

　初期設定のまま文字を入力すると行間が詰まって窮屈な印象を与える。作成していると気がつかないが、比較してみれば一目瞭然だ。次のスライドは新しいスライドに文字を入力した。この表現を見ると行間が詰まりすぎで、特に文章が複数行にわたると読みにくい。

▼ そのまま入力すると窮屈で読みにくい

E型肝炎（Hepatitis E）の感染経路と発生頻度

感染経路
　　糞便中に排泄されたウイルスが水系を汚染し、汚染された水やウイルスを保有した豚やイノシシなどの動物の生肉を摂取することにより感染を発症。ごく稀に母子感染や輸血関連感染も報告あり。

発生頻度
　　日本では年間50例前後の発生報告。また、以前は輸入感染と言われていたが、近年では国内で渡航歴のない患者も報告。

　窮屈な印象にならないで適度にゆとりを感じさせるために、もう少し行間を広げる。行間を1.2にしたのが、次のスライドだ。ここでいう1.2とは1行の高さの倍率で、行と行の間の間隔が1行の高さの0.2倍ほど空くことを示している（行間を2.0にすれば、行と行の間に1行分の空きができる）。

▼行間を1.2程度にすると読みやすい

E型肝炎（Hepatitis E）の感染経路と発生頻度

感染経路

糞便中に排泄されたウイルスが水系を汚染し、汚染された水やウイルスを保有した豚やイノシシなどの動物の生肉を摂取することにより感染を発症。ごく稀に母子感染や輸血関連感染も報告あり。

発生頻度

日本では年間50例前後の発生報告。以前は輸入感染と言われていたが、近年では国内で渡航歴のない患者も報告。

　さらに広げて1.6にしたのが、次のスライドだ。詩集などは広い行間を採用するものがあるが、スライドでは空きすぎて読み進めにくい。

　やはり行間は1.2程度が読み進めやすい。

▼行間を1.6にすると空きすぎる

E型肝炎（Hepatitis E）の感染経路と発生頻度

感染経路

糞便中に排泄されたウイルスが水系を汚染し、汚染された水やウイルスを保有した豚やイノシシなどの動物の生肉を摂取することにより感染を発症。ごく稀に母子感染や輸血関連感染も報告あり。

発生頻度

日本では年間50例前後の発生報告。以前は輸入感染と言われていたが、近年では国内で渡航歴のない患者も報告。

操作 行間隔の調整方法

　本文の改行間隔を1.2〜1.3にする。

　また［段落前］［段落後］は、前ページの例では［段落前］を6ptにしているが、フォントサイズなどによって最適な値は変わるので自然な表現になるようにpt（ポイント）指定で調整する。

　なお段落は［Enter］キーによって区切られる。改行は一行に入る文字数を超えたとき、あるいは［Shift］＋［Enter］キーによって改行される。

1. 行を選択し、［ホーム］タブにある［段落］をクリックする。

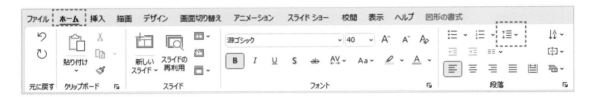

2. 表示されるメニューから［行間のオプション］を選択する。

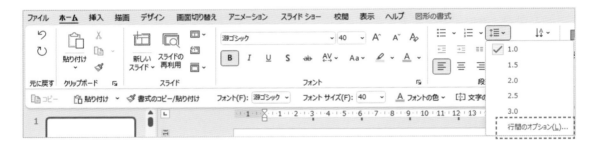

3. 表示される設定画面から［インデントと行間隔］タブの［行間隔］から［倍率］を選択する。

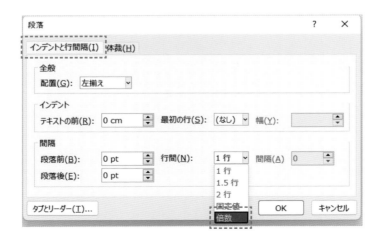

4. ［間隔］に1.2の数値を入力（必要があれば数値を調整する）し、［OK］をクリック
する。

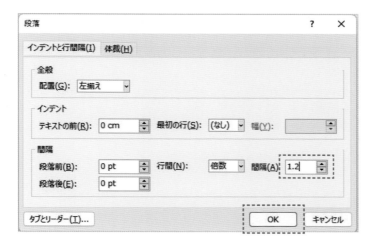

＊ 段落前、段落後の間隔を調整するには**3**の設定画面で［段落前］［段落後］にptを数
値入力する。

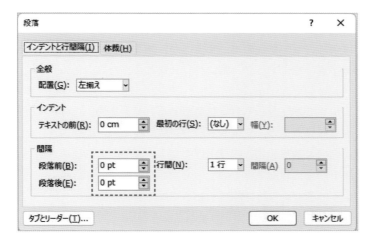

10 背景は表現をじゃまをしない色

識別　注目　信頼　調和　余裕　明解

背景の色は文やグラフ、表などの表現のじゃまにならない色にする。

背景は白が基本

スライドに使う色は背景の色から決める。背景の色はスライドを通して最も多く使われる色であり、発表資料全体の印象に影響を与える。背景に模様のついたデザインや鮮やかな色を使うと、背景が内容より目立ってしまってメッセージを伝えるじゃまになってしまう。背景はスライド上で面積が大きくなるため、その色自体で主張しない個性の強くない色にしておく。

無難なのは白、それ以外では模様のない無地の単色を使うが、明るい色にすると落ち着きのない印象を与えるので濃い色にするか、薄いグレーなど目立たない色にする。

背景に色をつけるときには、いくつか注意しておくことがある。背景を濃い色にすれば写真を重ねたときにくっきり見えるが、文字やグラフ、表に使う色との組み合わせが難しくなる。また濃い色の背景とそこに取り上げる文字や図表の色の組み合わせによってはディスプレイで明確に判別できていても会場のスクリーンでは色が忠実に再現されずに背景と区別できなくなって判読しにくくなることがある。

▼模様のついた背景がじゃまになっている

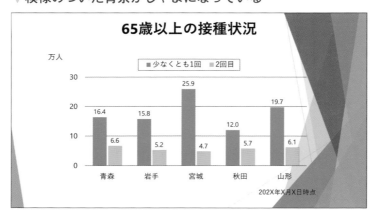

　一方、あまりに薄い色を背景にするとスクリーンで色がとんで白無地と同じになってしまったり、印刷がディスプレイで見た印象と異なってしまったりすることがある。

　背景を白地にすれば、こうした心配はない。白は他のどの色とも相性が良く、スライドの配色はグラフや表の色だけを考えればよい。

▼ 白地のスライド

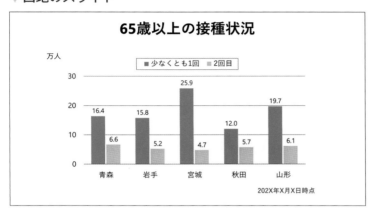

▼ 背景に色をつけたスライド

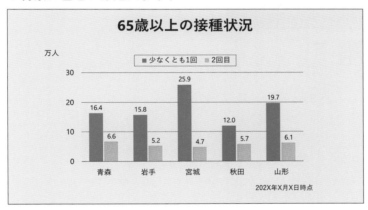

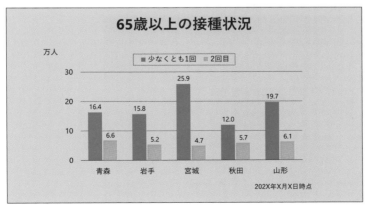

11 統一感のある色を組み合わせる

識別	注目	信頼	**調和**	余裕	明解

色づかいは身の回りにあるものを参考にすれば統一感のある表現にできる。

手本を参考にする

　複数の色を組み合わせて使うのはセンスがないと難しく、ついまとまりのない表現になってしまう。PowerPointにはセンスの有無に関係なく、すでにある手本を配色の参考にできる［スポイト］機能がある。使い方は次のとおり。

▼参考にする手本

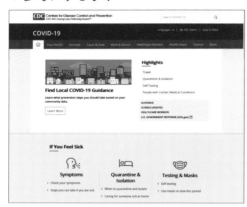

CDCサイト http://www.cdc.gov

▼手本を参考にして作成したスライド

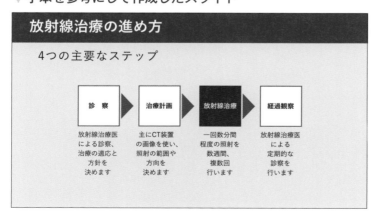

操作 　Windowsの場合

1. 手本をスライドに取り込む（画像としてキャプチャーして、貼りつける）。

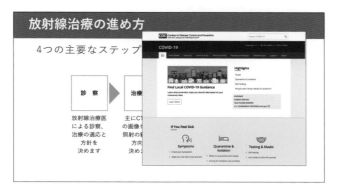

2. 色を変える図形（例の場合にはタイトルの背景の四角）を選択し、[図形の書式] タブにある [図形の塗りつぶし] をクリックすると表示される [スポイト] を選択する（[図形の塗りつぶし] は [ホーム] タブにもある）。

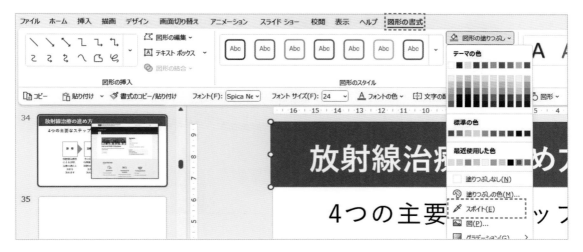

3. カーソルが [スポイト] の形に変わるので、参考にする手本の色の上でクリックすると、図の色が変わる。

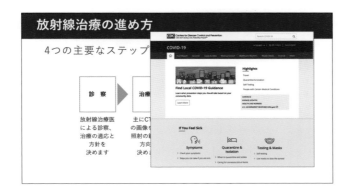

👆操作 Macの場合

1. 手本をスライドに
取り込む。

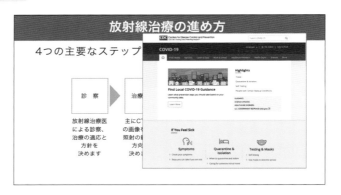

2. 色を変える図形（例の場合にはタイトルの背景の四角）を選択し、［図形の書式設定］タブにある［図形の塗りつぶし］をクリックすると表示される［その他の塗りつぶしの色］を選択する。

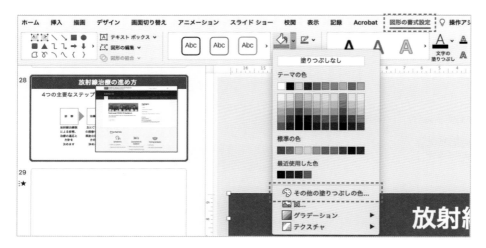

3. 表示される
設定画面か
ら［スポイト］
をクリックす
る。

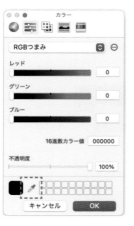

4. カーソルが［スポイト］の形に変わるので、参考にする手本の色の上でクリックし、設定画面で［OK］をクリックすれば、図の色が変わる。

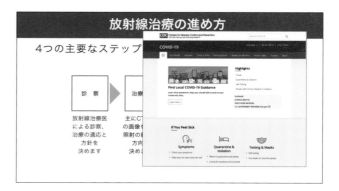

知的所有権に配慮する

　すでにある手本を配色の参考にするときには知的所有権に充分配慮する。

　色の中には商標登録され法的に保護され、他者が無断で使うことができないものがある。2015年4月に登録の対象になって以来、この原稿の執筆時点までに登録されているのは日本国内で一般によく知られている数種類の色の組み合わせだけで、単独の色は登録が認められていない。

[商標登録された色]（2022年12月時点）

　トンボ鉛筆の MONO、セブンイレブン、三井住友フィナンシャルグループ、三菱鉛筆、ファミリーマート、UCC上島珈琲、日清食品ホールディングス（チキンラーメン）で使われている色の組み合わせなどが保護されている。

　スライドを作成するつど商標登録の内容を確認する手間を省くには、多くの人が商品やサービスをイメージするような配色、よく知られている配色を参考にするのは止める。

インターネットの配色見本を利用する

　インターネットには「カラーパレット」と呼ばれる配色見本を取り上げているサービスが多くあり、配色の参考になる。

　Googleで「カラーパレット」を検索すれば、いくつものサービスがリストアップされるが、おすすめはピンタレスト（pinterest.jp）だ。

　ピンタレストは利用者がホームページなどで見かけたさまざまな情報をコレクションするサービスで、登録されているコレクションを他の利用者が活用したり、検索したりできる。利用は無料であるが、使うにはユーザー登録が必要だ。

　ピンタレストで「color palette」とキーワード検索すると、さまざまな色の組合せが表示される。その中から特定のものをクリックすれば拡大され、スクリーンショットを取ることができる。それを PowerPoint にペーストして「スポイト」機能で色を指定する。

　実際に利用するときには「green color palette」「red color palette」「vivid color palette」「dark color palette」「calm color palette」といった、より具体的なキーワードで検索し、イメージに合うものを検索してもよい。

12 統一感の中で注目をひく色づかい

識別 注目 信頼 調和 余裕 明解

文字が読みやすく、統一感を保ちながら注目をひく色を使う。

文字の色を決める

　白以外の色の背景を使う場合や図形に文字を入れる場合、地の塗り色と文字の色の組み合わせによっては文字が読みにくくなってしまう。

　文字の色と地の色に明るさで大きな差をつければ、文字は判読しやすくなる。地の色が白や薄い色ならば文字を黒や濃い色にし、地の色を濃い色にするならば文字は白や明るい色にする。

▼ 文字と地の色に明るさの違いがないと読めない

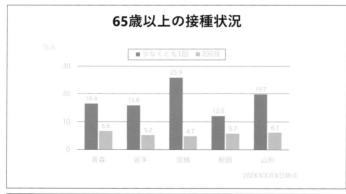

（白地に薄い色の文字）

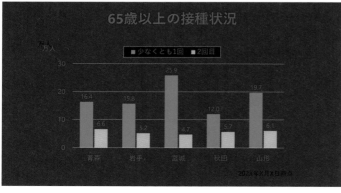

（濃い地の色に濃い文字の色）

▼ 明るい背景には濃い色の文字を重ね、濃い色の背景には明るい色の文字を重ねる

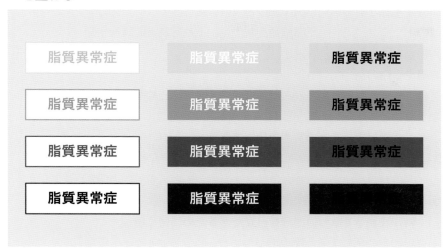

色の数を多くしない

　色の数が多くなると統一感を失い、ごちゃごちゃした印象になりやすい。そのうえ個別の色が持っている印象、たとえば「赤は危険、緑は安全」といったイメージから誤ったメッセージを伝え、誤解も生まれやすくなる。

　色の数は絞って使う方が扱いやすい。

▼ 緑は安全、黄色は注意、赤は危険といった印象から誤解が生じる

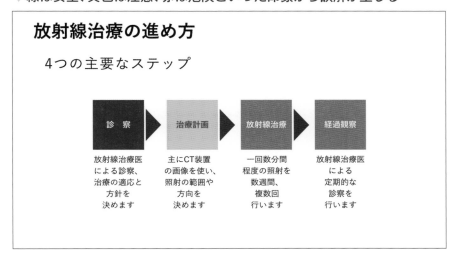

ベースカラー、メインカラー、アクセントカラー

色を使ってまとまりよく見せるために本文に使う色以外の色として「ベースカラー」「メインカラー」「アクセントカラー」の3種類を決めて、それぞれの面積を一定の比率で使う方法がある。

「ベースカラー」：背景や余白の色

背景の色については、すでに取り上げた。白以外の色にすれば、このベースカラーがスライドの印象を決める。ベースカラーはスライドの70％程度にする。

「メインカラー」：タイトルや見出しなどの文字や線に使う色

（タイトルや見出しは本文テキストと同じ色でもよい）。判読しやすい落ち着きのある色を選ぶ。スライドの背景を白にした場合にはメインカラーがスライドの印象を決める。メインカラーはスライドの25％程度にする。

「アクセントカラー」：特に注目して欲しい部分を目立たせるために使う色。

面積が小さくても強い印象の色にする。アクセントカラーはスライドの5％程度にする。

ベースカラーを70％、メインカラーを25％、アクセントカラーを5％の割合で使うが、この数値は厳密にしたがう必要はなくおおよそでかまわない。

●3つの色の比率の図

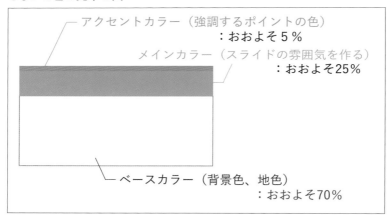

また3種類それぞれの色は、「この3色」として特定の3つの色にしてもよいし、三系統の色としてもよい。たとえば3種類のうちの1種類を「青」としてもよいし、「青系統」として水色から濃紺まで変化をつけて使っても統一感を保つことができる。

「ベースカラー」「メインカラー」「アクセントカラー」という色づかいの考え方は室内インテリアの分野でも使われており、ベースカラーは壁や床、天井の色、メインカラーは家具やカーテンなど、アクセントカラーはクッション、オブジェなど装飾品、絵画などにあてはめてコーディネイトすれば部屋の統一感が生まれるとしている。

▼ ベースカラーは白、メインカラーは青系統、アクセントカラーは赤

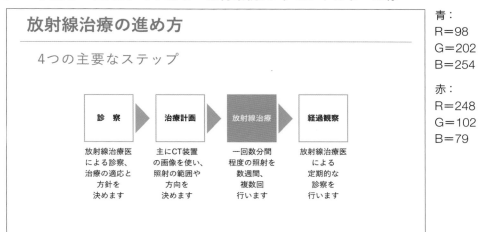

青：
R＝98
G＝202
B＝254

赤：
R＝248
G＝102
B＝79

▼ メインカラーを目立つ色にすると落ち着かない

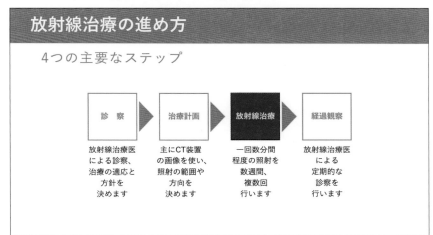

▼ 青をメインカラーに使う

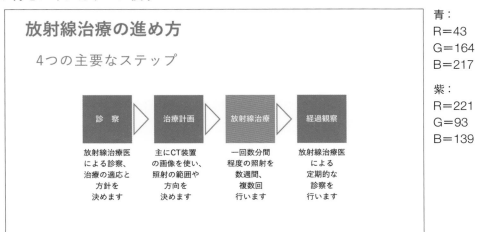

青：
R＝43
G＝164
B＝217

紫：
R＝221
G＝93
B＝139

▼明るい緑をメインカラーに使う

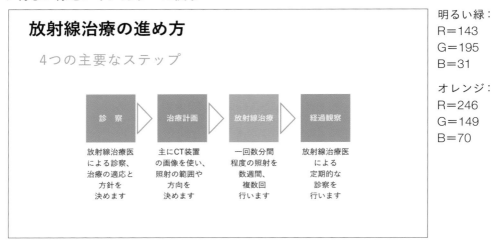

明るい緑：
R＝143
G＝195
B＝31

オレンジ：
R＝246
G＝149
B＝70

▼濃い緑をメインカラーに使う

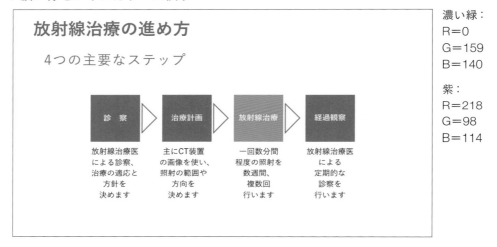

濃い緑：
R＝0
G＝159
B＝140

紫：
R＝218
G＝98
B＝114

☞ RGBの値を使った色の指定方法はp.62「操作 色を変える」参照

モノクロ（グレースケール）印刷への対応

　ディスプレイやスクリーンでは明らかに異なる色として表示されても、プリンタでモノクロ印刷してみると区別がつかなくなり、文字やグラフ、表、図などが判別しにくくなる場合がある。

　印刷し確認して修正することを繰り返せば、モノクロ印刷に対応した色づかいにすることができるが、手間と時間がかかって効率が悪い。

　PowerPointには画面でモノクロ印刷の結果を確認できる［グレースケール］表示機能がある。手順を以下に示す（Macの場合はp.46参照）。

操作 ［グレースケール］表示の方法

1. ［表示］タブにある［グレースケール］をクリックする。

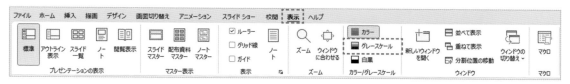

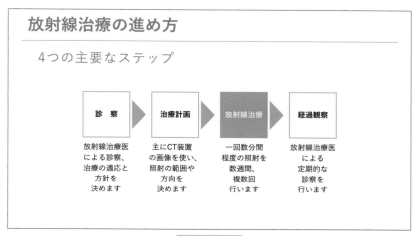

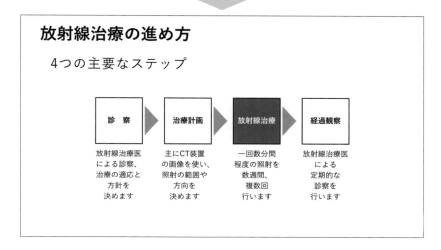

2. カラー表示に戻すには［グレースケール］タブにある［カラー表示に戻す］をクリックする。

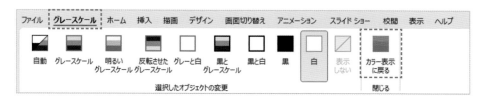

13 目次で説明の流れを可視化する

識別 　注目 　信頼 　調和 　余裕 　**明解**

　説明の流れが「見えない」という印象を与えないために、内容に入る前に目次で流れを「見せる」。

目次で説明の予告をする

　目次はこれからどのような項目をどのような流れで説明するのかを提示して、相手に説明全体のイメージを作ってもらう役割をする。

　説明を聞く相手の全員が説明の順番を自明のこととして理解しているのであれば目次はなくてもよい。またあえて説明の順番を伏せておいて最初から最後まで「次に何が出てくるんだろう」と期待を持たせ、一貫して関心をひきつけておく自信がある場合も目次はなくてもよい。しかし、いずれの場合にもあてはまらないのであれば目次をつける。

　ただし目次はあくまで予告であり、説明する項目を見せるだけで個々の内容について話す必要はない。見せる時間もわずかでかまわない。

▼目次のスライド（例）

説明すること

1 ▶ 緒言
2 ▶ 症例
3 ▶ 所見
4 ▶ 画像

説明すること

1 ≫ 緒言　　　5 ≫ 経過
2 ≫ 症例　　　6 ≫ 考察
3 ≫ 所見　　　7 ≫ 結語
4 ≫ 画像

色による識別〜項目ごとのテーマカラー

　色の数は少ないほうがよいが、例外として複数の項目にテーマカラーを割りあてる表現がある。代表的なものが目次だ。目次で取り上げる項目を色別にわけて提示し、さらに説明の項目の最初にテーマカラーを使ったスライドを入れるという使い方ができる（なお本書では章ごとにテーマカラーを決めてデザインしている）。

▼項目をテーマカラーで表現した目次

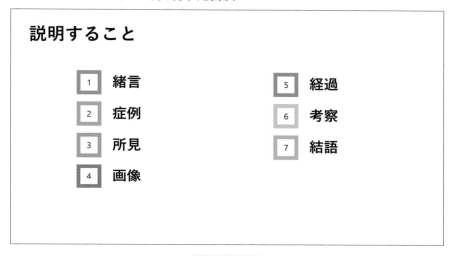

▼各項目の最初のスライドをテーマカラーに合わせる

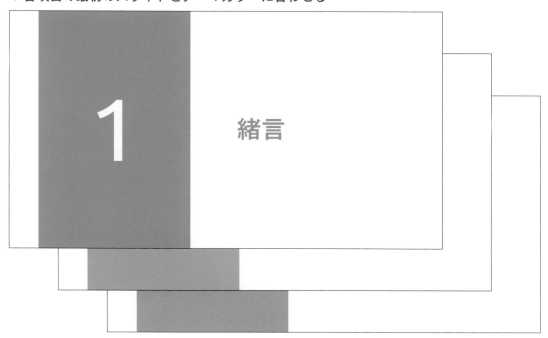

14 ▷ 統一フォーマットを使う

| 識別 | 注目 | 信頼 | 調和 | 余裕 | 明解 |

すべてのスライドを適度にゆとりのあるフォーマットで統一する。

■ レイアウトを整える

レイアウトの主な役割には次のものがある。

① 見たときの印象と読みやすさを決める

目に入ったときにごちゃごちゃした印象であれば理解しようという意欲を失わせ、整理されていれば内容も整理されているであろうという印象を与える。

② 見るときの目の動きをガイドする

視覚的な表現によって相手の視線を導いて、順に理解させることができる。

③ 内容の重要度や種類を知らせる

情報の優先順位に応じて強調の度合いを変えることにより、情報の重要度や種類を伝えられる。

■ スライド全体に統一感を持たせる

スライドがいくらわかりやすく美しく作られていたとしても、必ずしも説明全体のわかりやすさや美しさにつながるわけではない。スライドによってタイトルの位置が上下したり、左右の余白が極端に広いものと狭いものが連続して表示されたりしていると、ばらばらな印象になる。

スライドは全体を通してフォーマットを統一する。同じパターンのレイアウトを繰り返すことで、どのページを見ても一連の資料の一部であると感じさせ、ページをまたいでも、すぐにどこにどんな情報があるのか理解できるように作る。

タイトルの位置やフォントとサイズ・色、見出しのフォントとサイズ・色、本文のフォントとサイズ、文章の語調や表現方法、色の使い分け、使われている写真やイラストのトーン、強調方法などを統一しておく。

レイアウトにゆとりを

　スライドの上下左右の余白が狭いと、窮屈な印象を与える。また端ぎりぎりまで使うと、スクリーンに映し出したときに端が切れてしまう場合もある。さらにはスクリーンの設置の高さによっては会場の後ろの方の人が前方の人の頭がじゃまになって、スライドの下の内容が見えなくなることもある。

　こうした問題を避けるためには、上下左右の余白にゆとりを持たせておく。

　スライドを作るときに

①スライドの端ぎりぎりまで使わずに上下左右の余白をとる。

②タイトルを含めた個々の要素を適度に離して余白を作り、視覚的に区別できるようにする。

▼ 端ぎりぎりまで使うと窮屈になる

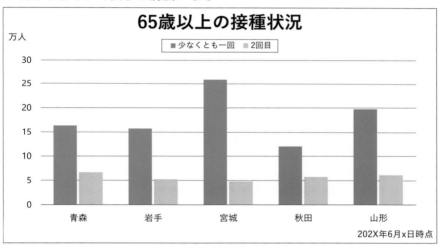

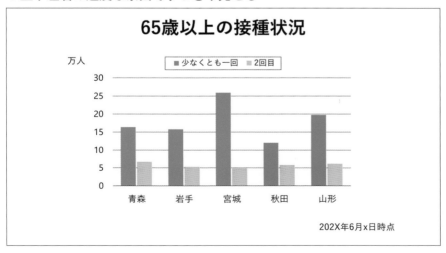

▼ 上下左右の適度な余白ですっきり見せる

15 ワンスライドワンテーマ 〜段階を踏んで取り上げる

識別　注目　信頼　調和　余裕　明解

一枚のスライドではひとつのテーマを取り上げる。

手元で読む資料の表現をスライドで使わない

手元で読む資料にふさわしい表現と、説明を聞きながら理解を進めていくスライドとでは、ふさわしい表現は違う。手元で読む資料は難解な部分やわかりにくい部分が出てきたら、そこで時間をかけて理解したり、前後の内容を確認したりしながら読み進んでいく。理解のペースは読み手が左右できる。

それに対して発表の場では理解のペースは説明する側にゆだねられる。発表を聞く人にとって理解しにくい部分があったとしても関係なく説明は先に進んでいく。

聞く相手を置いてきぼりにしないためには伝える内容を、相手が一度に理解できるボリュームに区切ってスライドに割り当てて、一枚のスライドの内容を確実に理解してもらい、次のスライドに進んでいくというように順に説明していく。

段階を踏んで、ひとつひとつ確実の理解してもらう

手元で読む資料と発表スライドの違いを事例を使って説明する。次の図表は手元で読む資料だ（「COVID-19に対する薬物治療の考え方 第10版」日本感染症学会の知識をベースにしている。次の図表は参考資料に掲載されたモデルを原点として著者が制作した）。

ここでは主に
「重症度の考え方」
「重症度が時間経過でどのように変わっていくのか」
「抗ウィルス薬の種類と重症度に応じた開始のタイミング」
という3つの情報を取り上げている。

▼このまま発表のスライドとして使うと、情報を盛り込みすぎになってしまう

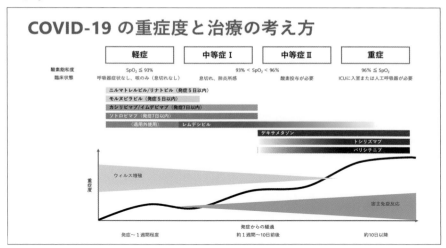

　同じ説明を発表スライドで取り上げるならば、こうした３つの情報それぞれに対応した３枚のスライドに割り当てる。

▼１枚目で重症度の考え方を説明する

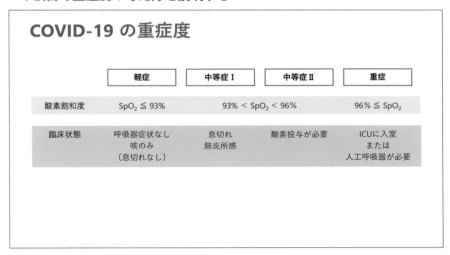

▼2枚目で重症度と経過時間の関係を説明する

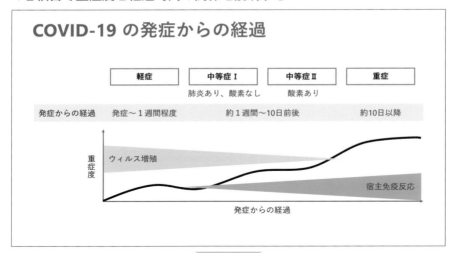

▼3枚目で薬と開始のタイミングを説明する

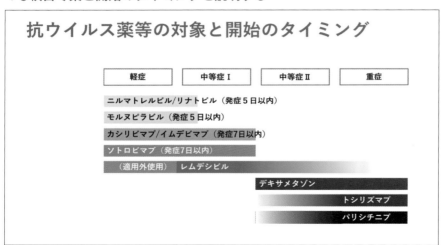

Technic　Macでグレースケールを使う

1　アップルメニューの［システム設定］（Monterey、Big Surでは［システム環境設定］）で［アクセシビリティ］をクリックすると表示される画面の左にある選択メニューから［ディスプレイ］を選択する。

2　（Venturaの場合）［グレイスケール］を選択する。
　（Monterey、Big Surの場合）［カラーフィルタを有効にする］にチェックをし、［フィルタタイプ］から［グレイスケール］を選択する。

＊［アクセシビリティ］設定画面の下部にある［メニューバーにアクセシビリティの状況を表示］にチェックを入れると、メニューバーに［アクセシビリティのショートカット］が追加されて、［カラーフィルタ］でグレースケールの表示のオン/オフを切り替えることができる。

Technic　スライドは 4：3 か、16：9 か

　PowerPointのスライドサイズではあらかじめ4：3と16：9の比率が用意されている。4：3は「A4用紙（横）」に準じた比率で、16：9はPCのディスプレイやテレビの「ワイド画面」の比率である。

　スライドサイズの設定では「標準（4：3）」「ワイド画面（16：9）」と表示され、現在のPowerPointで新しいスライドを作ると16：9が選ばれるようになっている。

　16：9は横長でビジュアル要素を余裕を持って入れることができ、4：3は、A4用紙の印刷に適している。

　どちらのサイズを使うかは、指定があればその指定に従う。指定がなければどちらでなければだめというわけではないが、PowerPointの初期設定が16：9となっていること、16：9の方が余裕を持って表現できる、より多くの情報量を取り上げることができることなどから、今後の主流になっていくと考えられる16：9にする。

▼16：9のスライドは余裕を持って表現できる

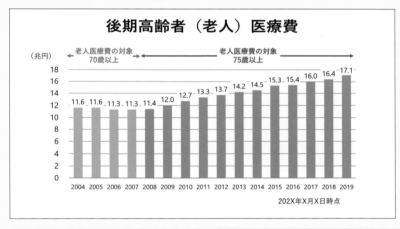

▼4：3のスライドは文字が小さくなる

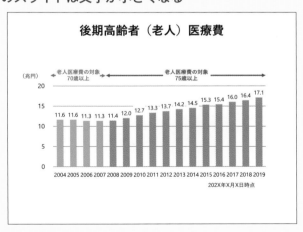

16 タイトルでメッセージを伝える

| 識別 | 注目 | 信頼 | 調和 | 余裕 | **明解** |

必要に応じてメッセージをスライドのタイトルにする。

メッセージを見せる

　グラフや表などビジュアル表現を使ったスライドは、グラフや表などのタイトル（ここでは「標題」と呼ぶ）を、スライド全体のタイトルとすることが多い。この場合のタイトルは取り上げているデータが何についてかを示しているだけで、そこから何を読み取るかは表現されておらず、説明を聞くまでは、スライドを見ても何についてどう理解したらよいのかが伝わらないことがある。

　スライドのタイトルを、グラフや表などの標題ではなくメッセージにすれば何を理解すべきかが確実に伝えられる。

メッセージを表示することで発表もスムーズに

　タイトルでメッセージを表現すると、説明を聞く相手はスライドを目にした瞬間に、タイトルから読み取るべきことを把握でき、そのあとに続く口頭の説明もわかりやすくなる。

　またタイトルをメッセージにすると、発表する者も説明の負担を減らすことができる。グラフや表の標題をタイトルにしたスライドを発表で使うと、話す内容は記憶か、手元のメモに頼るしかない。発表に慣れていなければ不安だ。

　この不安はスライドのタイトルにメッセージを入れておくことで取り除くことができる。たとえば次のページの上のスライドでは「感染者は20代が最も多く、全体に占める割合は全感染者の4人にひとりを占める」と話す必要があるが、うっかりすると「感染者は20代が最も多い」ことだけを告げ、説明を先へ進めてしまう。

▼「20代が一番多い」「10代が意外と多い」などさまざまな解釈ができる

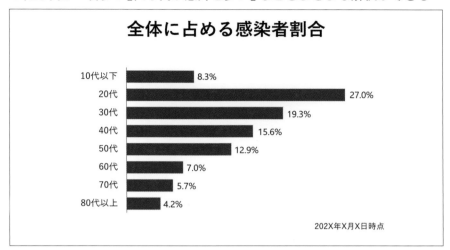

　それに対して下のスライドのようにメッセージをタイトルとして表現しておけば、何を説明するのかはスライドを見れば一目瞭然で、まちがえたり説明し忘れたりすることはない。

　ただしタイトルをメッセージにする表現は必ず行うべきものではなく、必要に応じて採用すればよい。

▼ メッセージをタイトルにする

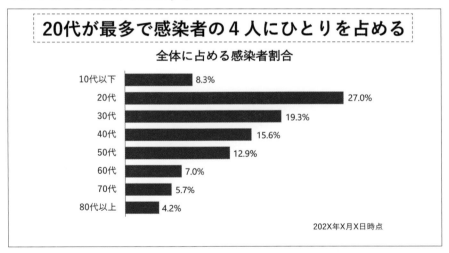

17 オンライン発表向けの表現にする

識別　注目　信頼　調和　余裕　明解

オンライン発表ではディスプレイ表示でゆとりを感じさせ、読みやすい表現にする。

視覚的な負担を軽減する

　目の前にあるディスプレイでは会場の離れたスクリーンより小さな文字を読むことができるが、ディスプレイを凝視し続けるのは目に負担がかかる。説明の途中でディスプレイから視線を外して目を休ませることが難しく、一定時間以上見続ければ眼精疲労につながる。

　オンライン発表では、関心を維持してもらうために視覚的な負担を軽くし、工夫をする。

オンラインに合わせて行間にゆとりを持たせる

　ディスプレイで行間隔の詰まったスライドを続けて見せられると、窮屈な印象が強くなり理解しようとする意欲が失せてしまう。すでに行間隔は1.2～1.3が望ましいとしたが、オンラインでは状況に応じてさらに空けてもよい。

> **✕ 行間隔が詰まりすぎ（行間隔1.0）**
>
> 糞便中に排泄されたウイルスが水系を汚染し、汚染された水やウイルスを保有した豚やイノシシなどの動物の生肉を摂取することにより感染を発症。ごく稀に母子感染や輸血関連感染も報告あり。

> **会場でもオンラインでもよい行間隔（行間隔1.2）**
>
> 糞便中に排泄されたウイルスが水系を汚染し、汚染された水やウイルスを保有した豚やイノシシなどの動物の生肉を摂取することにより感染を発症。ごく稀に母子感染や輸血関連感染も報告あり。

> **オンラインではこれぐらい空けてもよい（行間隔1.5）**
>
> 糞便中に排泄されたウイルスが水系を汚染し、汚染された水やウイルスを保有した豚やイノシシなどの動物の生肉を摂取することにより感染を発症。ごく稀に母子感染や輸血関連感染も報告あり。

文字を小さくしない

　文字の大きさは会場の発表と同じ文字サイズを使う。一般に最も多く使われているノートパソコンのディスプレイのサイズは14型でA4用紙の横のサイズとほぼ同じ（正確には14型の表示画面は横309mm、縦174mm、A4用紙横は横297mm、縦210mmで、A4横のほうが横幅は少し小さく、縦の高さは少しだけ大きい）。

　ディスプレイはスクリーンより小さな文字を判読できるが、視覚的な負担を考えるとスクリーンで使う文字サイズ（タイトルは40pt、見出しは32pt、本文は24pt）をオンラインでも採用するのが望ましい。

　また長い文は端から端まで視線を移動させて画面を凝視することになるので、必要に応じて行の長さを短くする。

会場のスクリーンでのスライド

感染経路
糞便中に排泄されたウイルスが水系を汚染し、汚染された水やウイルスを保有した豚やイノシシなどの動物の生肉を摂取することにより感染を発症。ごく稀に母子感染や輸血関連感染も報告あり。

発生頻度
日本では年間50例前後の発生報告。以前は輸入感染と言われていたが、近年では国内で渡航歴のない患者も報告。

オンラインで文字を小さくしても読めるが、一行の文字数が増えて読みにくい

感染経路
糞便中に排泄されたウイルスが水系を汚染し、汚染された水やウイルスを保有した豚やイノシシなどの動物の生肉を摂取することにより感染を発症。ごく稀に母子感染や輸血関連感染も報告あり。

発生頻度
日本では年間50例前後の発生報告。以前は輸入感染と言われていたが、近年では国内で渡航歴のない患者も報告。

行の長さを短くして左右の視線の移動を少なくすると読み進めやすい

感染経路
糞便中に排泄されたウイルスが水系を汚染し、汚染された水やウイルスを保有した豚やイノシシなどの動物の生肉を摂取することにより感染を発症。ごく稀に母子感染や輸血関連感染も報告あり。

発生頻度
日本では年間50例前後の発生報告。以前は輸入感染と言われていたが、近年では国内で渡航歴のない患者も報告。

18 ディスプレイ・ネットワークへの配慮

識別	注目	信頼	調和	余裕	明解

オンラインでは相手側の表示環境にも配慮する必要がある。

ディスプレイによって見え方の違いが生じる

　オンラインでは自分の画面の見え方と、相手の画面での見え方は完全に同じではない。解像度や色の再現性はディスプレイによって違い、薄い色は適切に表示されなかったり、異なる色が同じに表示されてしまったりする場合がある。

　たとえば下の図で地の色に使った薄い色は、ディスプレイによっては、ほぼ見えなくなってしまい、何を表しているのかわからない。

▼ モニタによって薄い色の見え方が変わる

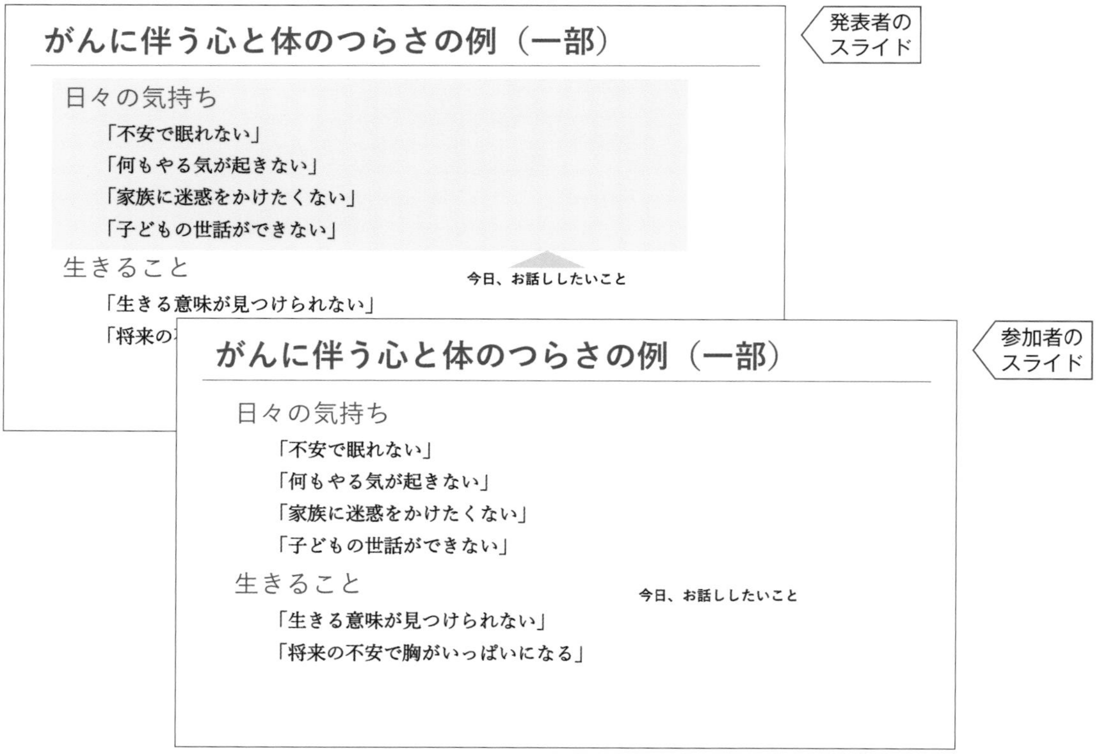

発表者のスライド

がんに伴う心と体のつらさの例（一部）

日々の気持ち
「不安で眠れない」
「何もやる気が起きない」
「家族に迷惑をかけたくない」
「子どもの世話ができない」

生きること
「生きる意味が見つけられない」
「将来の

今日、お話ししたいこと

参加者のスライド

がんに伴う心と体のつらさの例（一部）

日々の気持ち
「不安で眠れない」
「何もやる気が起きない」
「家族に迷惑をかけたくない」
「子どもの世話ができない」

生きること
「生きる意味が見つけられない」
「将来の不安で胸がいっぱいになる」

今日、お話ししたいこと

また Mac を使って高解像度のディスプレイで微妙な色合いを使い分けても、Windowsで見るとほとんど見分けがつかないということもある。

スライドが適切に表現されるようにするためには、薄い微妙な違いは避けて明らかな色の違いをつけてディスプレイによる影響を最小限にする。

ネットワーク品質で左右される表現

オンラインではネットワークの状態で見え方の違いが生じることがある。ネットワーク品質が低下すれば、グラデーション、模様、画像はなめらかな色の変化ではなく、点々が連なっているように表現されてしまう場合がある。

こうしたことを考えると、オンライン発表で使うスライドでは、なめらかな色の変化は使えない。

また画面の切り替えやアニメーションといった複雑な効果は、ネットワークの品質によって時間差が生じたり、一瞬動きが止まったりする。オンラインでは効果の目的である関心をひきつけたり、理解を手助けしたりできないだけでなく、セリフと画面がずれてしまって、かえってマイナスになることもある。

オンラインでは動きのある効果は使わないようにするか、使うにしても画面切替の［フェード］などシンプルなものに限って、最小限にする。

▼ネットワークの品質低下によってはこうした表現に変わる

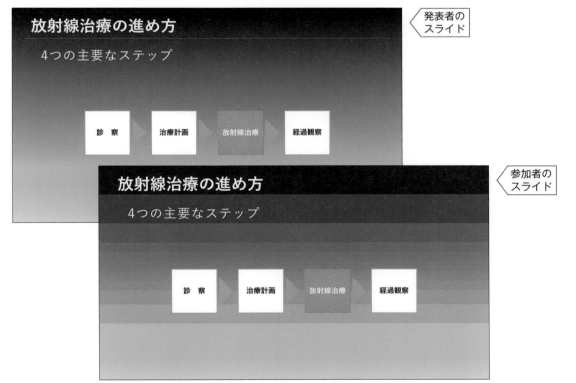

19 オンラインで関心をひきつける

識別　**注目**　信頼　調和　余裕　明解

オンラインでは必要に応じて関心をひきつける工夫をする。

参加者の反応がつかめない

　対面での発表では説明の途中で参加者に伝わってない様子に気づけば説明を補足したり、具体的な例を付け加えたりといった対応ができる。

　オンライン発表ではこうした対応は不可能だ。ネットワークの向こうにいる参加者の反応を把握することが難しく、伝わっていない様子に気づくことができない。

　オンラインで相手の理解と関心をひきつけ続けるためにはオンラインならではの工夫が必要になる。

変化をつけるスライドを入れる

　オンライン発表ではすでに取り上げた「ワンシートワンテーマ」をより徹底させる。一枚のスライドを長時間見せたまま説明するよりは、テーマに応じてこまめにスライドを切り替えるほうが画面の変化で集中力を維持できる。

　また関心をひきつける目的で途中にデザインの異なるスライドを挟み込むことも有効だ。スライドの背景の色を変えたり、タイトルのない写真だけのスライドを見せたりすることで、視覚的な連続性をあえて破って関心をひきつける。

背景の色を変える

　「特にここだけは」というスライドの背景の色を変える場合、基本の背景を白にしたならば薄い色でも濃い色でもよいが、全体のカラーイメージを大きく損なわない範囲で変える。

　ただし続けて使ったり、回数が多すぎたりすると飽きられてしまうので注意する。

レイアウトを変える

　統一された一連のスライドのなかにあえてレイアウトの異なるスライドをはさみこむことで関心をひきつける。レイアウトを変えるスライドは以下のものがある。

① **セクション扉のスライド**

　各セクションの最初に入れるスライド。書籍で言えば章扉にあたる。

② **要約やこれから説明するポイントのスライド**

　これまで取り上げてきたことの要約、これから説明するポイントといった短い文や箇条書きをリストアップするスライド。

③ **紐付けスライド**

　PowerPoint を使った発表では一度に一枚のスライドしか見せることができない。そのため一般的にスライドとスライドのつながりは話して伝える。その話すことばを大きな文字のスライドで見せてしまう。思い切って大きな文字で表現されたスライドをタイミングよく見せることで、インパクトを与えながら説明の流れを示すことができる。

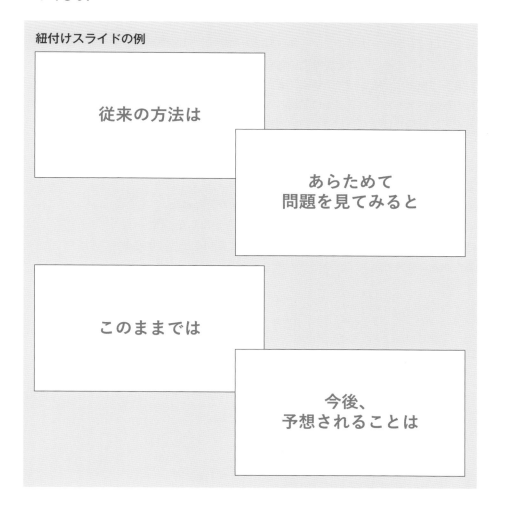

紐付けスライドの例

従来の方法は

あらためて
問題を見てみると

このままでは

今後、
予想されることは

Column　グラフで世界を変えた二人のイギリス人

近代グラフ手法の父ウィリアム・プレイフェア

　私たちが今日使っている折れ線グラフ、棒グラフ、そして円グラフは18世紀にひとりのイギリス人によって「発明」された。

　産業革命の進展に寄与した蒸気機関の改良で有名なジェームズ・ワットの元で製図工をしていたこともあるウィリアム・プレイフェア（1759〜1823）は1786年に出版された社会統計学の初のチャートブック「商業および政治のアトラス」で時系列の折れ線グラフ、棒グラフを、1801年に出版された「統計簡要」で円グラフを使って経済データを表現している。

　彼はまた著書のなかでグラフ表現の記述ルールであるタイトル、色づけ、グラフ領域、軸のラベル、目盛線、期間の表示や理論値、仮説値（または推測値）を表す実線と破線という表現の改良と体系化を行っている。

グラフで政府を動かしたナイチンゲール

　近代看護を樹立したフローレンス・ナイチンゲール（1820〜1910）は医療改革のために統計学を活用し、グラフを使ったことで歴史に名を残した人でもある。

　クリミア戦争（1853〜1856）が始まって一年後、彼女は友人である陸軍大臣に看護団とととともに自らを戦地へ送ってくれるように懇願し、願いがかない戦地に赴いてまもなく死者のほとんどは戦闘ではなくコレラや野戦病院の不十分な衛生状態が原因で亡くなっていることに気づく。

　この事実に衝撃を受けた彼女は帰国すると政府に対して兵士の食事や野戦病院の衛生状態を改良する活動を行う。

　彼女の粘り強い要請の結果、衛生委員会が設立され一連の改革が行われた。

　その改革が功を奏したという事実を彼女はグラフを使って明らかにした。「ローズダイアグラム」と呼ばれるそのグラフは今日私たちが使うものと異なるが、戦争と平和における医療行為を永久に変えた。

●参考文献
• マイケル・フレンドリー、ハワード・ウェイナー「データ視覚化の人類史」青土社、2021
• エリック・K・メイヤー「情報デザインのためインフォメーショングラフィックス」エムディエヌコーポレーション、1998

第2章

数値の持つ本質を視覚化するグラフ

20 グラフの種類を使い分ける

グラフは数値をビジュアル化する代表的な表現方法である。グラフより表のほうが詳細な数値を正確に表現できるが、グラフは数値を並べただけでは気がつきにくい傾向や特徴などの数値の持つ本質を容易に伝えられる。

しかし適切に表現されていないグラフは意図どおりに内容が伝わらないだけでなく、事実と異なる印象を与えてしまうことがある。そうならないようにグラフを生かすためには適切な種類を選び、数値の持つ特徴を理解しやい表現にする必要がある。

● グラフの要素

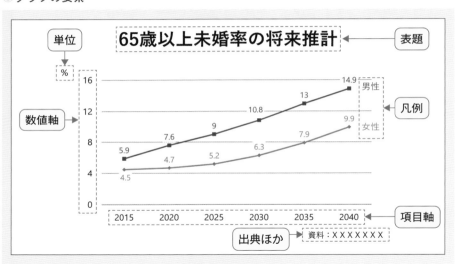

グラフ作成のポイント

| 識別 | 注目 | 信頼 | 調和 | 余裕 | 明解 |

① 伝えるメッセージを明確にする

グラフを使って何を伝えるかを明確にする。そしてひとつのグラフで伝えるメッセージはひとつに絞る。ひとつのグラフで複数のメッセージを伝えようとすれば理解しにくいものになりやすい。

② ふさわしい種類を選ぶ

グラフにはさまざまな種類があって、それぞれの特徴は異なっている。目的に応

じたふさわしい種類のグラフを選択する。

③ **初期設定を見直す**

　文字の読みやすいフォントとサイズにし、派手すぎないで品よく注目をひく表現にする。信頼性を損なわないように数値を含むファクトを必要な範囲で提示する。

④ **各要素の記述を加える**

　単位を忘れずに記し、補足事項がある場合にはもれなく示し、出典や調査に関する情報などを記しておく。

主なグラフの特徴とふさわしいデータの種類

　主なグラフについて、それぞれの特徴やふさわしい目的を示す。

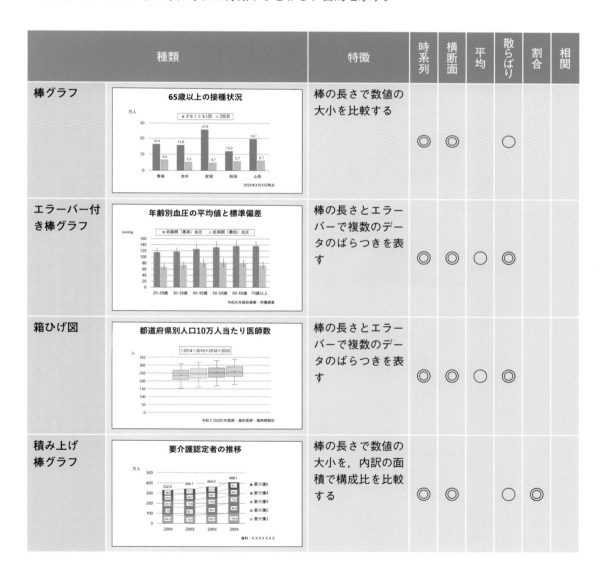

種類	特徴	時系列	横断面	平均	散らばり	割合	相関
棒グラフ	棒の長さで数値の大小を比較する	◎	◎		○		
エラーバー付き棒グラフ	棒の長さとエラーバーで複数のデータのばらつきを表す	◎	◎	○	◎		
箱ひげ図	棒の長さとエラーバーで複数のデータのばらつきを表す	◎	◎	○	◎		
積み上げ棒グラフ	棒の長さで数値の大小を，内訳の面積で構成比を比較する	◎	◎		○	◎	

種類		特徴	時系列	横断面	平均	散らばり	割合	相関
面グラフ		面の形で比率の推移を表す	◎				◎	
折れ線グラフ（ファンチャートを含む）		線の傾きで時系列の数値の変化や傾向を表す	◎	○				
複合グラフ		2つの項目の特徴や傾向の類似・関連を表す	◎	○		○		◎
ヒストグラム		棒の長さで階級ごとの値のばらつきや分布を表す		○		◎		
ピラミッドグラフ		2つの棒グラフを左右対称に並べて分布を比較する		◎		◎		◎
散布図		プロットした点のばらつきで2つの項目の相関を表す	○	○		○		◎

種類		特徴	時系列	横断面	平均	散らばり	割合	相関
円グラフ	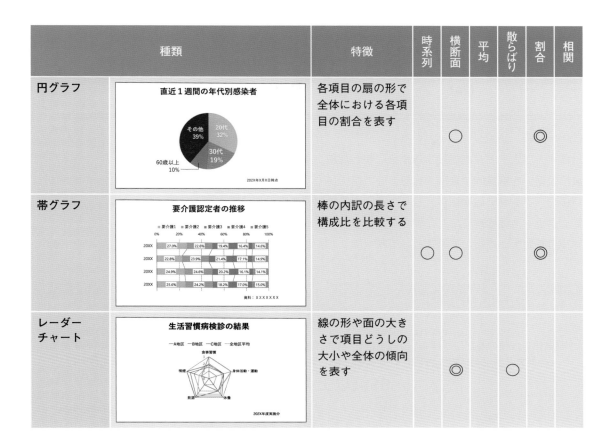	各項目の扇の形で全体における各項目の割合を表す		○			◎	
帯グラフ		棒の内訳の長さで構成比を比較する	○	○			◎	
レーダーチャート		線の形や面の大きさで項目どうしの大小や全体の傾向を表す			◎	○		

操作 グラフの修正方法（PowerPoint、Excelで共通）

グラフの要素を修正する手順は次のとおり。

1. グラフ全体を選択すると右上に表示される ⊞ マークをクリックする。
2. 表示される［グラフ要素］から変更する要素の右側の＞をクリックする。
3. 表示されるメニューから［その他のオプション］を選ぶ。
4. 画面の右側に表示される設定画面を使って変更する。

またグラフの該当部分をクリックする（たとえば目盛を変更したい場合には目盛の部分をクリックする）ことでも設定画面を表示できる（Macはこの方法のみ）。

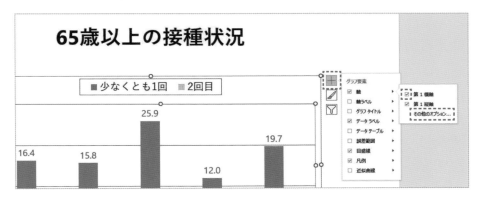

21 棒グラフで比較する

　棒グラフはデータを比較するために使われる。棒の長さを比較することで数値の
大小の違いを感覚的に理解できる。

　棒グラフを見るときには、ひとつひとつの棒の長さを個別に読み取るのではなく
て、グラフ全体を見て、どの棒が長く、どの棒が短いかを見ている。

　棒の長さを比べるので原則として基点は0にする。

こう表現する！

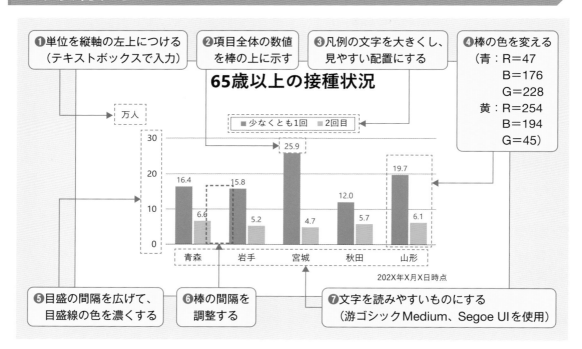

❶単位を縦軸の左上につける（テキストボックスで入力）

❷項目全体の数値を棒の上に示す

❸凡例の文字を大きくし、見やすい配置にする

❹棒の色を変える（青：R＝47　B＝176　G＝228　黄：R＝254　B＝194　G＝45）

65歳以上の接種状況

■少なくとも1回　■2回目

万人

青森　岩手　宮城　秋田　山形

202X年X月X日時点

❺目盛の間隔を広げて、目盛線の色を濃くする

❻棒の間隔を調整する

❼文字を読みやすいものにする（游ゴシックMedium、Segoe UIを使用）

🍎操作　色を変える（RGBの数値を指定）

1. 色を変える部分を選択し、［ホーム］タブにある［図形の塗りつぶし］をクリックすると表示される［塗りつぶしの色］（Macでは［［その他の塗りつぶしの色］）を選択する。

2. 表示される設定画面から［ユーザー設定］をクリックすると表示される画面で［赤（R）］［緑（G）］［青（B）］に数値を入力し、［OK］をクリックする（Macでは［カラーつまみ］をクリックし、［RGBつまみ］を選択して［レッド］［グリーン］［ブルー］に数値を入力し、［OK］をクリックする）。

ここを変える

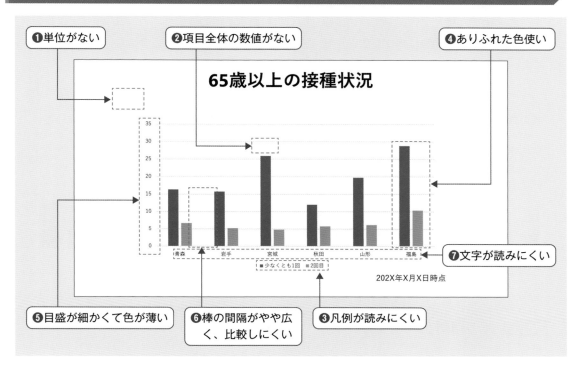

❶単位がない

❷項目全体の数値がない

❹ありふれた色使い

65歳以上の接種状況

■少なくとも1回 ■2回目

202X年X月X日時点

❼文字が読みにくい

❺目盛が細かくて色が薄い

❻棒の間隔がやや広く、比較しにくい

❸凡例が読みにくい

ここがポイント

　補助線は間隔を狭くしたり、太くしすぎたりするとごちゃごちゃした印象になってしまう。主役である棒の形状を目立つようにし、それ以外の要素は棒の見やすさを損なわない範囲でわかりやすく表現する。

▼棒よりも他の要素が目立っているとごちゃごちゃした印象に

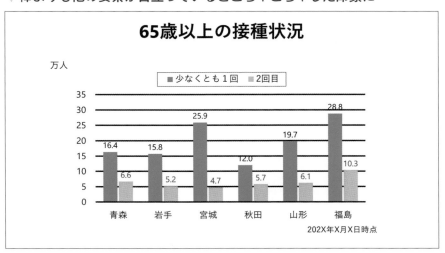

65歳以上の接種状況

万人

■少なくとも1回 ■2回目

| 青森 | 岩手 | 宮城 | 秋田 | 山形 | 福島 |

16.4　6.6　15.8　5.2　25.9　4.7　12.0　5.7　19.7　6.1　28.8　10.3

202X年X月X日時点

棒の間隔を調整する

下の三つの中では棒と棒の間隔を棒の横幅と同じにした真ん中の表現がバランスが良い。最も見やすい間隔は棒グラフの形状（縦横比、棒の数や数値のばらつきなど）によって変わるので、「棒の間隔＝棒の横幅」を目安にして調整する。

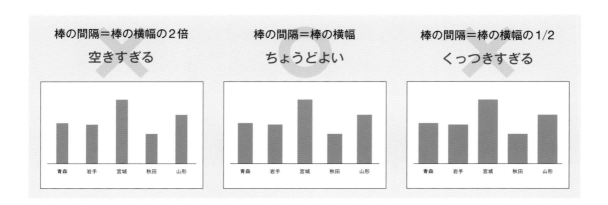

操作　棒の間隔を調整する

棒の間隔を調整するには、グラフの棒をダブルクリックして表示される［データ系列の書式設定］から［系列のオプション］をクリックし、表示される［要素の間隔］に数値を入力する。100％を入力すれば「棒の間隔＝棒の横幅」になり、50％を入力すれば「棒の間隔＝棒の横幅の1/2」になる。

［系列の重なり］は複数の系列がある場合（複合棒グラフ）の系列と系列の間の棒の間隔（62ページのグラフであれば、青の棒と黄色の棒の間隔）を調整する。［系列の重なり］を調整したら、［要素の間隔］を100％を中心に微調整してバランスを整える。

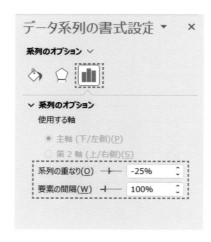

棒は囲まないで塗る

　棒グラフでは縦軸や横軸、補助線など多くの線が使われており、そこに棒の囲み枠を加えると煩雑な印象になってしまう。

　下の右端のように囲み枠だけにしても表現としては成立するが、少しさびしい印象になる。枠で囲まずに色で塗っておくのがよい。

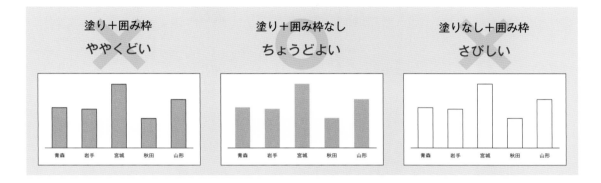

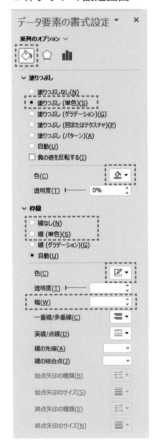

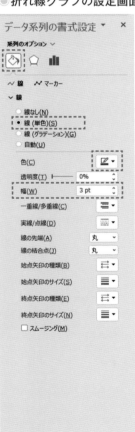

操作　塗りと線の色を変える

　棒の色や枠を変更するには、棒をクリックして表示される［データ系列の書式設定］から［系列のオプション］をクリックし、表示される［塗りつぶしと線］で指定する（折れ線グラフの線の色を変える場合には同じ手順で表示される設定画面を使う）。

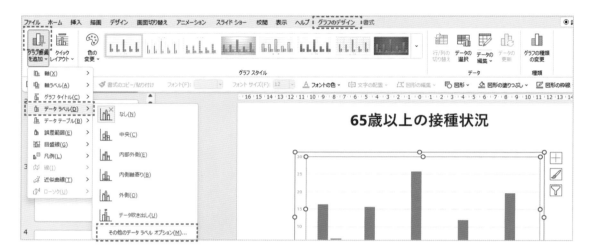

操作　データ数値を表示する

データを表示するには［グラフのデザイン］の［グラフ要素の追加］をクリックすると表示される［データラベル］の［その他のデータラベル オプション］で位置や表示形式などを指定する。

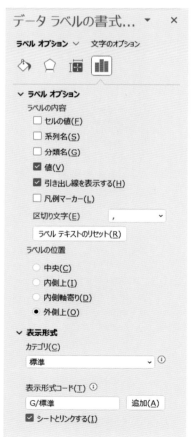

操作　表示位置を調整する

折れ線グラフでは上記の方法でデータを追加すると、線や隣のデータと重なってしまうことがある。その場合にはデータをクリックしてドラッグし配置を整える。

操作　目盛の間隔を変更する

1. グラフ全体を選択すると右上に表示される ⊞ マークをクリックし、表示される [グラフ要素] から変更する要素の右側の **＞** をクリックすると表示される [その他のオプション] を選択する。

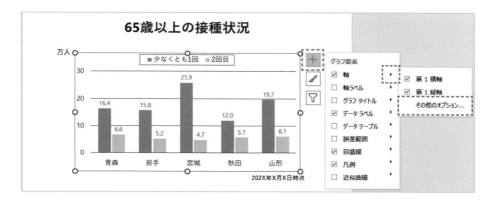

2. 表示される [軸の書式設定] の [軸のオプション] の右にある ⌄ マークをクリックすると表示されるメニューから [縦（値）軸] を選択する。

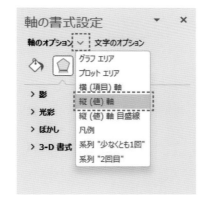

3. 表示される [軸の書式設定] から [軸のオプション] をクリックし、[単位] の [主] に数値を入力すると、目盛の間隔が変更される。目盛の最大値も自動的に変更されるので調整が必要ならば、すぐ上の入力欄にある [最大値] を使う。

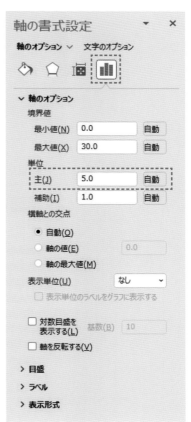

項目が多い場合には数値順に並べた横棒グラフにする

　縦棒グラフは項目数が多くなると棒と棒の間隔が狭くなり、項目名どうしが重なってしまう。重ならないようにするために文字を小さくすれば文字が読みにくくなってしまう。

　横棒グラフにすれば項目数が多くなっても項目名の文字は読みやすい大きさにできる。

　さらに項目を数値の大きい順（あるいは小さい順）に並べかえ、平均と比較できるようにすれば「順位はどうなっているのか」「どの項目が平均を上回り、どの項目が平均並みか、どの項目が平均を下回るか」といった項目の相対的な位置づけや関連を把握できる。

■最大値と最小値以外は位置づけがわかりにくい

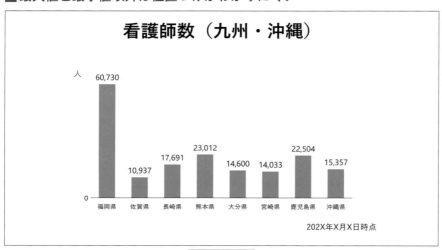

■数値順に並べて平均値を入れることで各項目の位置づけがわかる

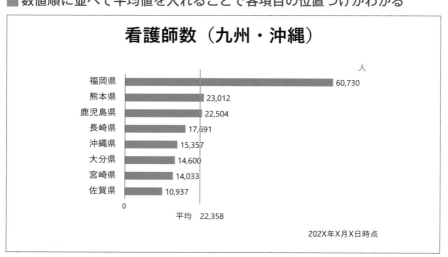

　人は多くの項目をながめる場合、左から右に視線を移すより、上から下に移すほうが比較しやすい。そうした点からも項目数が多い場合は縦棒グラフより、横棒グラフが有効だ。

操作 縦棒グラフを横棒グラフにする

1. グラフ全体を選択し、[グラフのデザイン] タブにある [グラフの種類の変更] をクリックする。

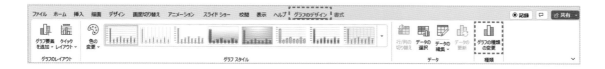

2. 表示される [グラフの種類の変更] の [横棒] をクリックし、[集合横棒] を選択し、[OK] をクリックする。

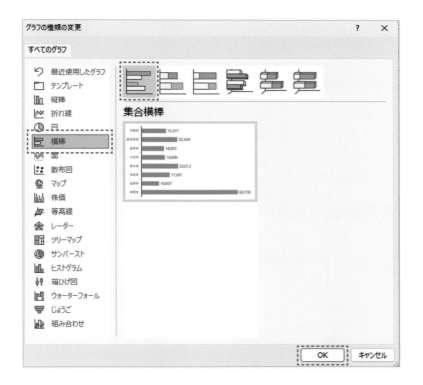

こうした表現も①─平均の項目を追加する

平均と比べるには平均値を項目として追加する方法もある。

▼平均値を項目として扱う

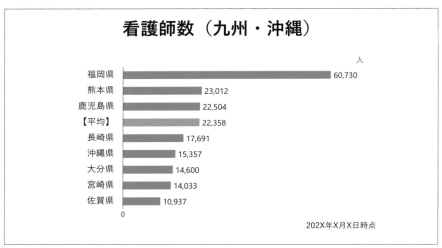

こうした表現も②─平均値からの差異を比べる

平均値を基準とし平均より多い項目を右側、少ない項目を左側に描くことで、平均値からの偏差を表現できる。こうした表現は縦棒グラフにも応用できる。

▼平均値に対しての大小を比較する

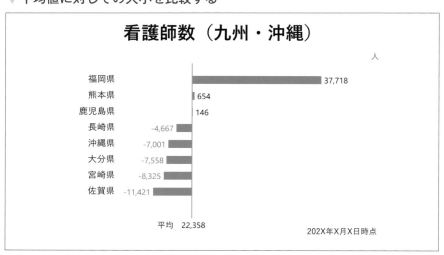

時系列推移は棒グラフか、折れ線グラフか

　各数値とその違いを強調するならば棒グラフで時系列の数値の変化を表現する。棒の面積により量的イメージが強調され、高さの違いが明確になる。

▼棒グラフは各数値とその違いが強調される

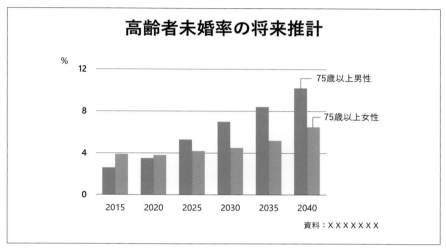

　変化の傾向を明確にし、大小の入れ替わりのタイミングをひと目でわかるようにしたいならば折れ線グラフで表現する。下のグラフは上と同じ数値を折れ線グラフで表わしたものである。棒グラフに比べて絶対的な数量の印象は弱まり、それに代わって線の傾きによって推移を目で追いやすくなる。

▼折れ線グラフは変化の傾向が強調される

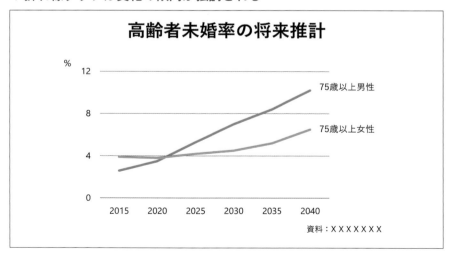

こうした表現はしない──4系列以上の比較は折れ線グラフ

系列数が多くなると高さの比較が難しくなる。系列が4つ以上の項目を表現する場合には折れ線グラフにする。

■棒グラフは項目数が多いと数値とその違いはわかりにくい

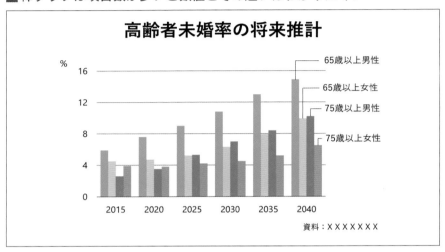

■折れ線グラフにすれば数値とその違いがわかる

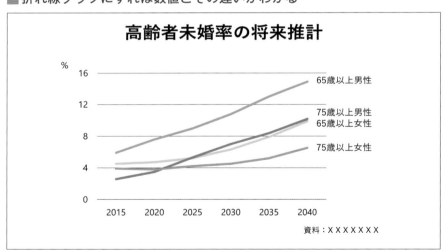

Technic 標準の色は強すぎる

　色を指定するメニューには［標準の色］としていくつかの色があらかじめ登録されている。そこにあるのは原色や鮮やかな色だが、こうした色は存在感が強すぎて毒々しい印象になり、一定時間見せられれば目が疲れてしまい、内容が伝わりにくくなってしまう。

Windowsの［標準の色］

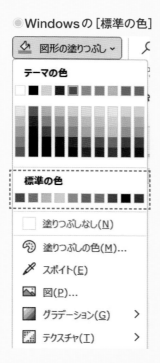

Macの［標準の色］

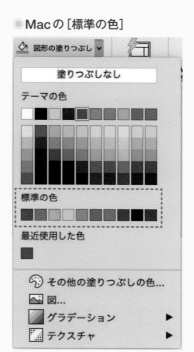

▼ 標準の色は数を絞っても鮮やかになり、色の印象が強すぎる

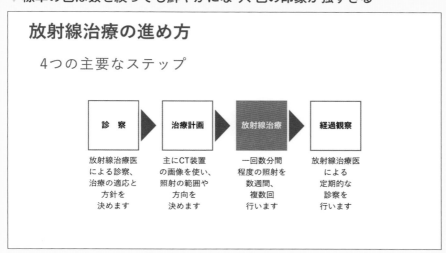

22 エラーバー付き棒グラフで比較する

エラーバー付き棒グラフは棒の長さとエラーバーで複数のデータのばらつきを表すために使われる。エラーバーとはグラフの基準点となる平均値から伸びる棒のことを表し、その長さは（1）標準偏差（2）標準誤差（3）95％信頼区間の3種類ある。

全体の分布を表現するようなデータそのものを表現する場合には標準偏差を使い、統計分析の結果として平均値などの推定値の精度をエラーバーグラフで表示する場合には標準誤差や95％信頼区間を使う。95％信頼区間を用いると有意差の有無を可視化できる。標準偏差を使った場合は約2/3をカバーする範囲となる。標準偏差はデータの記述には適するが推定比較には適さない（推定比較には標準偏差ではなく信頼区間のエラーバーを使う）。

エラーバーを使った場合には、（1）標準偏差（2）標準誤差（3）95％信頼区間のいずれを示すのかを記載しておく。

こう表現する！

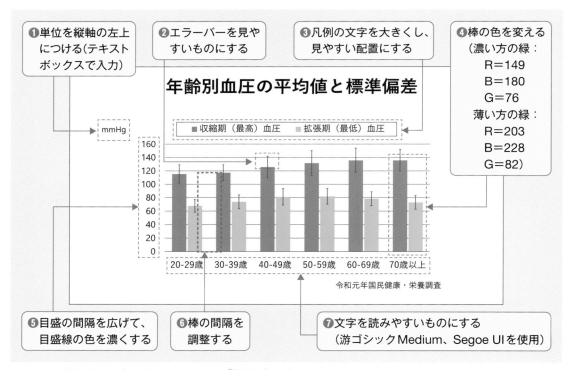

❶単位を縦軸の左上につける（テキストボックスで入力）

❷エラーバーを見やすいものにする

❸凡例の文字を大きくし、見やすい配置にする

❹棒の色を変える（濃い方の緑：R＝149　B＝180　G＝76　薄い方の緑：R＝203　B＝228　G＝82）

年齢別血圧の平均値と標準偏差

mmHg

■ 収縮期（最高）血圧　■ 拡張期（最低）血圧

20-29歳　30-39歳　40-49歳　50-59歳　60-69歳　70歳以上

令和元年国民健康・栄養調査

❺目盛の間隔を広げて、目盛線の色を濃くする

❻棒の間隔を調整する

❼文字を読みやすいものにする（游ゴシックMedium、Segoe UIを使用）

☞ RGBの値を使った色の指定方法はp.62「操作 色を変える」参照

操作 グラフにエラーバーを付ける

1. グラフ全体を選択すると右上に表示される ⊞ マークをクリックし、表示される
[グラフ要素] から [誤差範囲] の右側の＞をクリックし、[その他のオプション]
を選択する（Macでは [グラフのデザイン] の [グラフの要素を追加] から [誤差範
囲] の [その他の誤差範囲オプション] を選択する）。

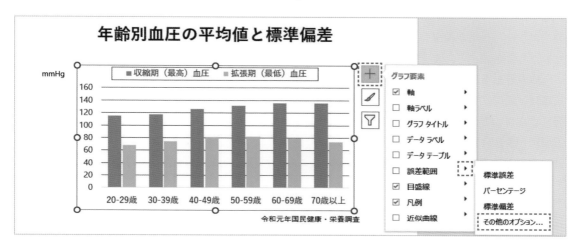

2. 表示される画面からエ
ラーバーを表示する系
列を選択し、[OK] を
クリックする。

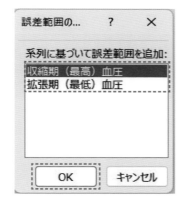

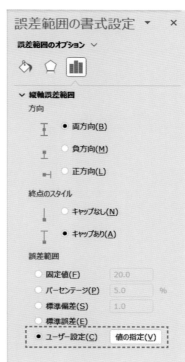

3. 表示される [誤差範囲の書式設定] から [誤差範囲] の [ユーザ
ー設定] [値の設定] をクリックする。

4. 表示される設定画面で
データシートの誤差の
範囲を指定し、[OK] を
クリックする。

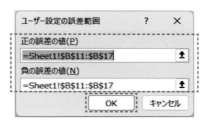

23 箱ひげ図（ボックスプロット）で比較する

　箱ひげ図は棒の長さとエラーバーで複数のデータのばらつきを表すために使われる。エラーバー付き棒グラフではエラーバーが平均に対して上下対称に表現されるためばらつきが上下対称でない場合にはデータの分布を正確に表すことができない。ばらつきが上下対称ではなくデータの分布を正確に表すには箱ひげ図が使われる。

　箱ひげ図は四分位数を視覚化する。四分位数とはデータを小さい順に並べて、四等分したもので、小さい値から25%目（四分の一番目）の値が第1四分位数、中央値が第2四分位数、75%目（四分の三番目）の値が第3四分位数となり、第1四分位数の値が箱の下、第3四分位数の値が箱の上になる。この方法でデータの1/2をカバーする範囲となる。

こう表現する！

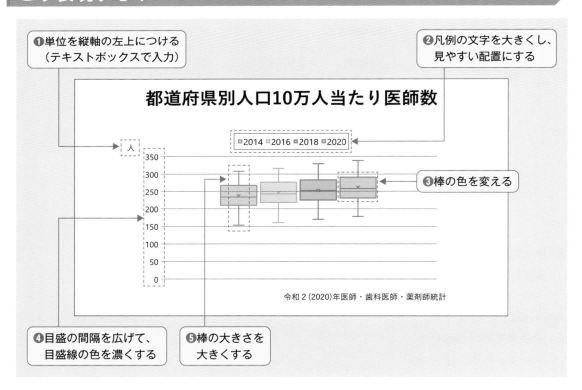

❶単位を縦軸の左上につける（テキストボックスで入力）

❷凡例の文字を大きくし、見やすい配置にする

都道府県別人口10万人当たり医師数

2014 2016 2018 2020

❸棒の色を変える

令和2（2020）年医師・歯科医師・薬剤師統計

❹目盛の間隔を広げて、目盛線の色を濃くする

❺棒の大きさを大きくする

（Macでは箱ひげ図は［グラフ］メニューの［統計］の中にある）

ここを変える

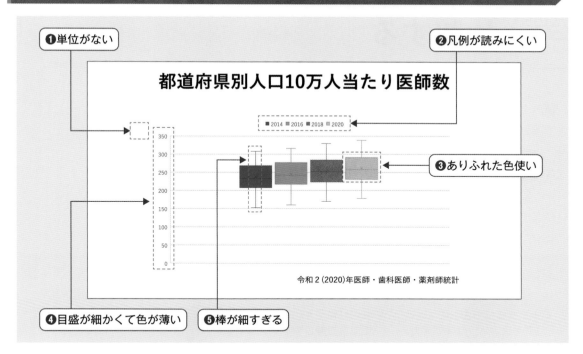

❶単位がない

❷凡例が読みにくい

都道府県別人口10万人当たり医師数

■2014 ■2016 ■2018 ■2020

❸ありふれた色使い

令和2 (2020)年医師・歯科医師・薬剤師統計

❹目盛が細かくて色が薄い　　❺棒が細すぎる

操作 箱ひげ図を調整する

　グラフの箱をクリックして表示される［データ系列の書式設定］で、ひとつずつの
箱の設定をしていく。

［要素の間隔］
　箱ひとつずつではなく、すべての箱に適
　用される。数値が小さくなるほど箱の大
　きさが大きくなる（Macはない）。

［平均マーカー］
　必ずしも使わなくてもよい。

［四分位数計算］
　［包括的な中央値］データ数が奇数の場合
　に中央値を含めて計算する。
　［排他的な中央値］データ数が奇数の場合
　に中央値を除いて計算する。

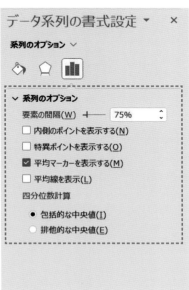

24 積み上げ棒グラフ・面グラフで比較する

積み上げ棒グラフはデータ全体と、その内訳を比較するために使われる。棒の長さで項目全体の数値の大小を理解でき、棒の中の構成要素で内訳の大小を理解できる。

なお円グラフを複数使うことで内訳の割合を比較できるが、全体の量は比較できない。全体の量を比較しながら内訳の割合を把握するならば積み上げ棒グラフを使う。

こう表現する！

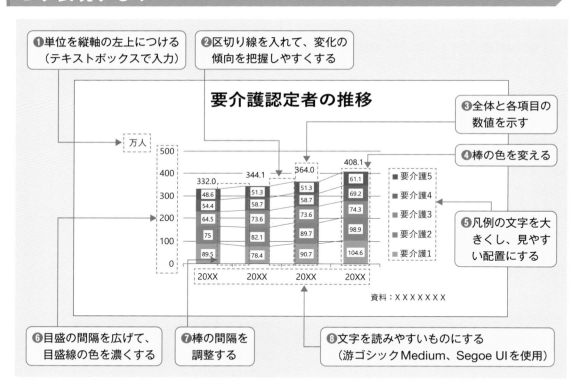

❶単位を縦軸の左上につける（テキストボックスで入力）

❷区切り線を入れて、変化の傾向を把握しやすくする

❸全体と各項目の数値を示す

❹棒の色を変える

❺凡例の文字を大きくし、見やすい配置にする

❻目盛の間隔を広げて、目盛線の色を濃くする

❼棒の間隔を調整する

❽文字を読みやすいものにする（游ゴシックMedium、Segoe UIを使用）

要介護認定者の推移

万人

要介護5
要介護4
要介護3
要介護2
要介護1

資料：×××××××

ここを変える

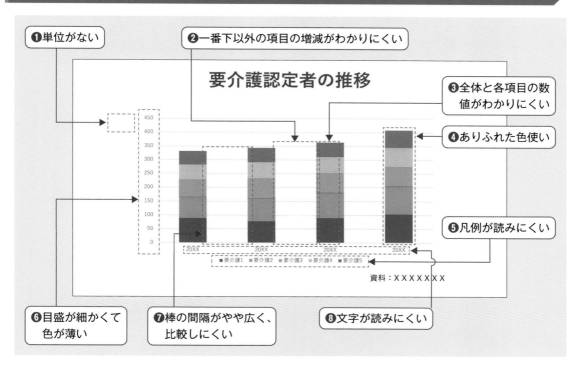

❶単位がない

❷一番下以外の項目の増減がわかりにくい

要介護認定者の推移

❸全体と各項目の数値がわかりにくい

❹ありふれた色使い

❺凡例が読みにくい

❻目盛が細かくて色が薄い

❼棒の間隔がやや広く、比較しにくい

❽文字が読みにくい

補助線で項目の増減を明確にする

　積み上げ棒グラフは一番下の項目どうしの比較は容易にできるが、それより上の項目は始点の位置がまちまちで高さを比較しにくい。すべての項目どうしの比較を容易にするには項目ごとをつなぐ補助線を引く。補助線があれば、線の角度によって項目が増えているのか減っているのかわかる。

　また合計値を加えておけば、全体の量を数値で比較できる。

横の積上げ棒グラフ

　前のページのグラフを横棒で表現すると、次のようになる。この方がすっきりしたデザインになる。

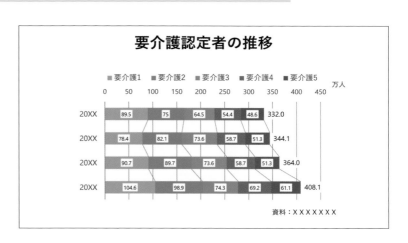

要介護認定者の推移

こうした表現はしない―推移の比較は折れ線グラフ

積み上げ棒グラフでは各構成要素の推移を正確に比較することは難しい。推移を比較するならば折れ線グラフを使う。

■積上げ棒グラフは各構成要素の推移の比較は難しい

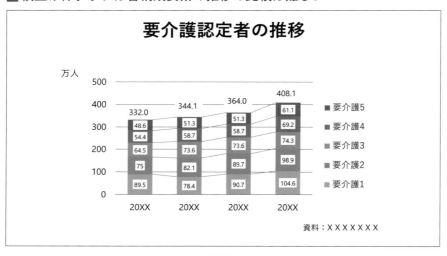

■折れ線グラフにすれば構成要素どうしの推移を比較できる

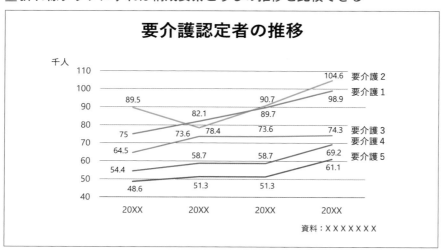

数値に下地をつける

棒の中に示す数値を各領域に重ねると、数値の色と棒を塗る色との相性によっては数値が読み取りにくくなる。その場合には上のグラフのように数値に白い地をつけて（[数値ラベル] の [塗りつぶし] で白を選択する）確実に判読できるようにする。

推移の強調は面グラフ

各構成要素の推移の傾向を強調するならば面グラフを使う。ただし面グラフは積み上げ棒グラフのように個別の数値を示すことはできない。

▼ 面グラフにすれば各構成要素の推移はより強調される

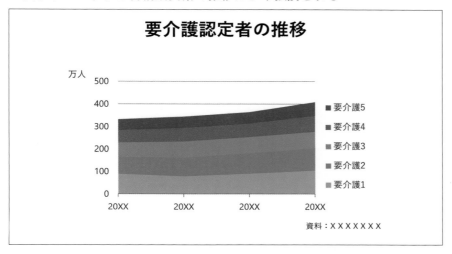

比率の推移を示すには割合を面グラフにする

比率の推移のみを表すならば、割合を面グラフで表現する。

▼ 割合を面グラフにすれば各構成要素の比率の推移が表現される

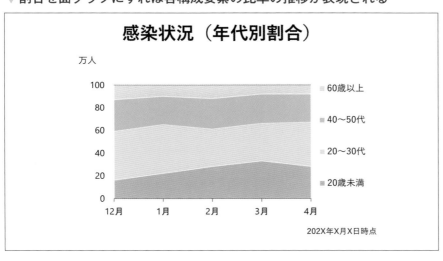

25 折れ線グラフ・ファンチャート・複合グラフで推移を表す

　折れ線グラフは一定期間のデータの推移を表すために使われる。また時系列以外でも年齢区分のように順に変化していく様子を表すためにも使うことができる。線の傾きを見ることで時系列などの数値の変化や傾向を理解できる。

こう表現する！

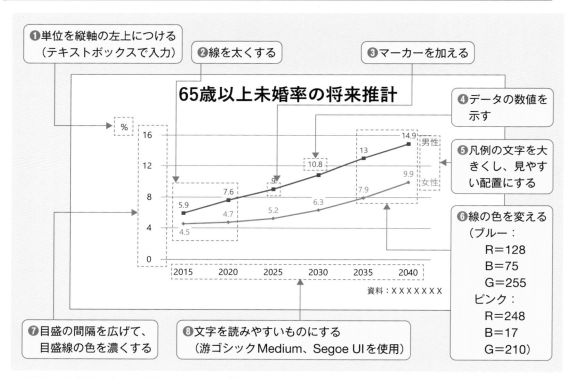

❶単位を縦軸の左上につける（テキストボックスで入力）

❷線を太くする

❸マーカーを加える

❹データの数値を示す

❺凡例の文字を大きくし、見やすい配置にする

❻線の色を変える（ブルー：　R＝128　B＝75　G＝255　ピンク：　R＝248　B＝17　G＝210）

❼目盛の間隔を広げて、目盛線の色を濃くする

❽文字を読みやすいものにする（游ゴシックMedium、Segoe UIを使用）

65歳以上未婚率の将来推計

％

男性　女性

資料：×××××××

☞ RGBの値を使った色の指定方法はp.62「操作 色を変える」参照

ここを変える

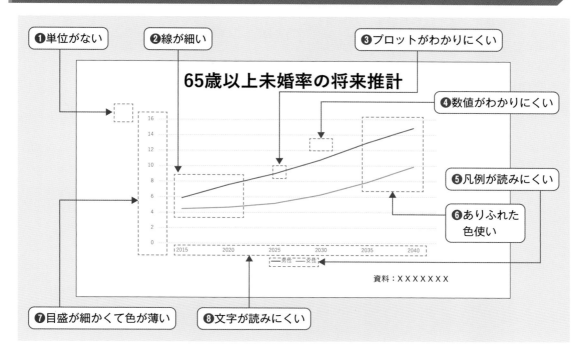

❶単位がない

❷線が細い

❸プロットがわかりにくい

65歳以上未婚率の将来推計

❹数値がわかりにくい

❺凡例が読みにくい

❻ありふれた色使い

❼目盛が細かくて色が薄い

❽文字が読みにくい

ここに気をつける

　補助線は間隔を狭くしたり、太くしすぎたりするとごちゃごちゃした印象になってしまう。主役である折れ線を目立つようにし、それ以外の要素は折れ線の見やすさを損なわない範囲でわかりやすく表現する。

▼折れ線以外の要素が目立っているとごちゃごちゃした印象に

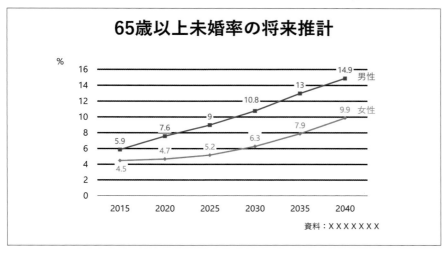

操作　マーカーを修正する

　マーカーを修正するには折れ線をクリックして表示される［データ系列の書式設定］から［塗りつぶしと線］［マーカー］をクリックすると表示される設定画面で形や塗りつぶし・枠線の色を選択する。

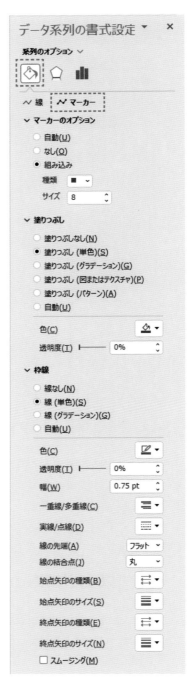

　マーカーは線の太さとのバランスよく見えるように大きさと形を決める。
　また影やグラデーションを使わずに装飾を省いたシンプルなものにする。

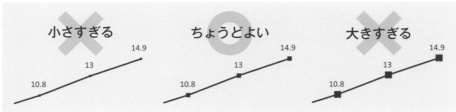

凡例は対応する線に近づける

　凡例と折れ線の線が遠いと視線を凡例と対応する線の間を何度も行き来させることになり、わかりにくい。凡例は線の近くに配置する。

操作　凡例の位置を整える（方法1-グラフの機能）

1. グラフ全体を選択すると右上に表示される ⊞ マークをクリックし、表示される［グラフ要素］から［凡例］の右側の＞をクリックし、凡例の位置を選択する（Macでは［グラフのデザイン］の［グラフの要素を追加］から［凡例］をクリックして選択する）。

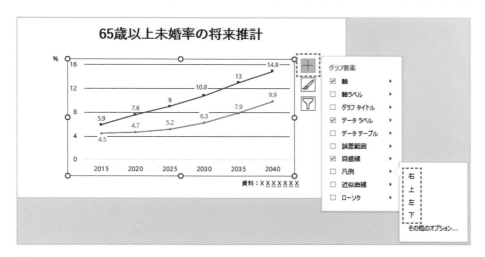

2. 凡例のテキストの大きさやフォントなどを整える。

3. 必要に応じて凡例をドラッグして配置を調整する。

操作　凡例の位置を整える（方法2-テキストボックス）

1. ［書式］タブにある［テキストボックス］をクリックする。

2. 凡例を描く開始位置をクリックし、そのままドラッグして目的のサイズのテキストボックスを描いて文字を入力し、大きさやフォントなどを整える。

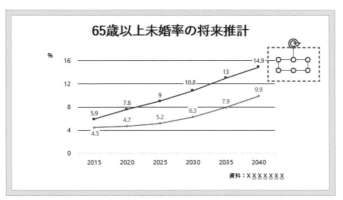

3. 必要に応じてテキストボックスをドラッグして配置を微調整する。

特定のデータ数値（値ラベル）の位置を整える

データ数値（値ラベル）が目盛線や他の数値などに重なる場合にはデータ数値（値ラベル）の位置をずらして判読しやすくする。

特定の値ラベルを位置を変える方法は、いったん値ラベルをクリックし、系列すべての値ラベルを選択した状態で、さらに位置を変える特定の値ラベルをクリックし、選択状態にしてドラッグする。

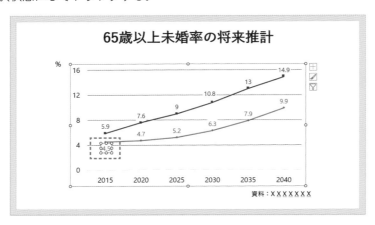

マーカーから数値に引き出し線を引く

データ数値（値ラベル）とマーカーが離れるなど、両者の対応がわかりにくくなる場合には引き出し線を引く。

引き出し線を引く方法は、特定の値ラベルを選択した状態で右クリックし、表示されるメニューから［データラベルの書式設定］を選択する。表示された設定画面の［ラベルオプション］で［引き出し線を表示する］を選択する。

表示された引き出し線は必要に応じて太さや色などを整える。

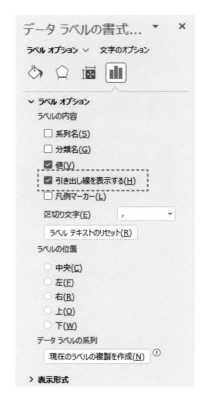

ファンチャートで数値の増減傾向を表す

　ファンチャートは基準となる時点を100とし、それ以降の数値を基準となる時点に対するパーセンテージ（変動率）で表示することで、数値の大きさに関係なく増減傾向だけを比較するために使われる。グラフの形が扇を広げたような形をしていることからファン（扇）チャートと呼ばれる。

■医師数は東京都、神奈川県、千葉県、埼玉県の順

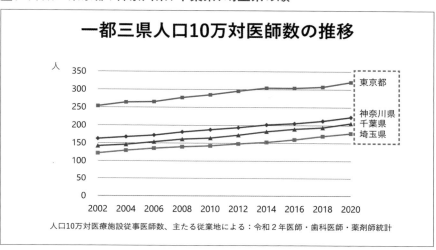

■2002年からの医師数の伸びは医師数とは逆の順になっている

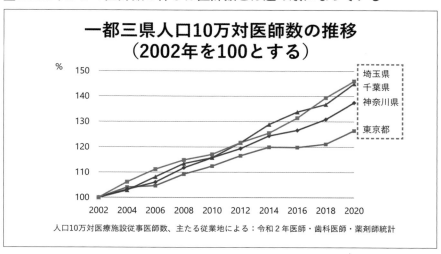

こうした表現も①─特定の折れ線だけを際立たせる

　全体を示しながら特定の折れ線を注目させたいならば、注意を引きつける折れ線だけに数値を示し、伝えたいことをコメントとして加えておく。

▼重症箇所を目立たせる

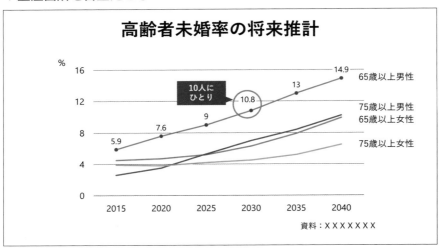

こうした表現も②─すべての系列に共通する事柄を示す

　すべての系列に共通する事柄を示すときには薄い色の四角形（枠線は省く）を折線の下地として重ね、コメントを付け加える。

▼そこで何が起こっているかを記しておく

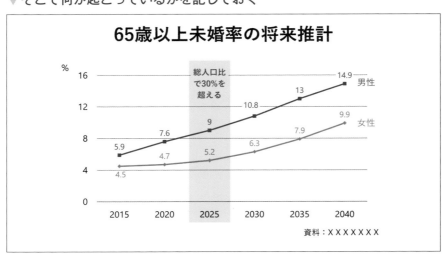

こうした表現も③─予測値を表現する

　将来や見込など予測値を表現するには該当の範囲を点線にする（特定の区間だけを指定するには、線をクリックし線全体を指定した上で、特定区間をもう一度クリックすると、その区間だけ指定できる）。

▼予測値は点線で表現する

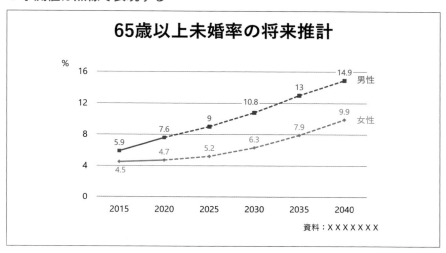

こうした表現も④─モノクロ印刷への対応

　モノクロ印刷すると、線の色の違いが見分けにくくなることがある。モノクロ印刷が想定されるときには線の違いがわかるように線ごとに異なるマーカーをつける。

▼モノクロ印刷してもマーカーで線の違いははっきりわかる

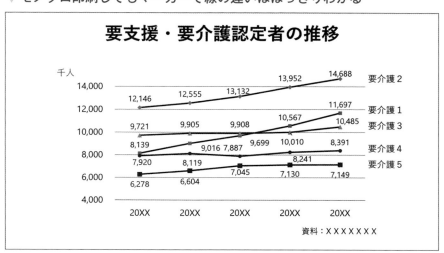

線の数は4～5本まで

　線の数が多くなると煩雑になって読み取りにくくなる。特徴や傾向などを読み取ることができるように線の数は4～5本までにする。

■折れ線が多すぎて読み取れない

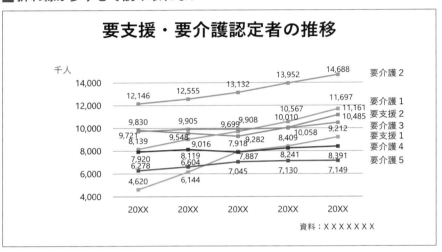

■折れ線は4～5本までであれば読み取れる

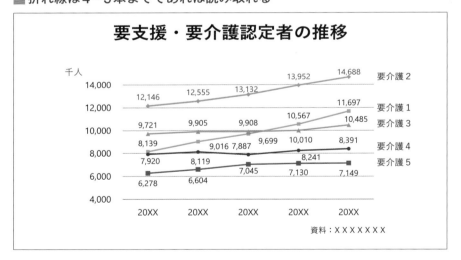

複合グラフで関連性を表す

　複合グラフは異なる種類の2つのグラフを組み合わせ、異なるデータ数値の推移の関連性を表すために使われる。よく使われるのは折れ線グラフと棒グラフの組み合わせで同じ領域に重ねることによって2つの項目の特徴や傾向の類似、関連を理解できる。

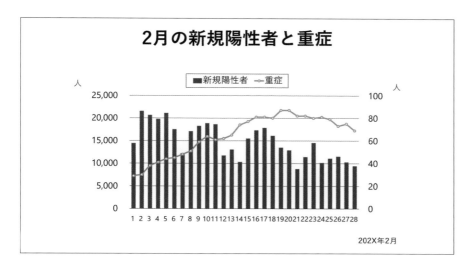

操作　複合グラフの作り方

1. グラフ全体を選択し、［グラフのデザイン］タブにある［グラフの種類の変更］をクリックする。

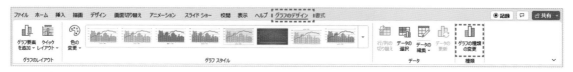

2. 表示される［グラフの種類の変更］の［組み合わせ］をクリックし、［ユーザー設定の組み合わせ］を選択し、どの系列をどのようなグラフの種類にするか、どの系列を第2軸（右のグラフの場合には右側の目盛を使う系列）にするかを指定して［OK］をクリックする（Macはあらかじめ設定された組み合わせから選択する）。

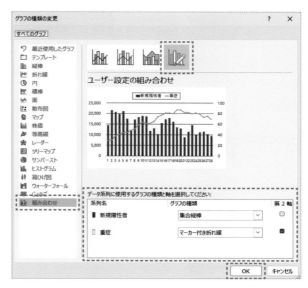

26 ヒストグラムで 分布やばらつきを表す

　ヒストグラムはデータの出現頻度の分布やばらつきを表すために使われる。棒の長さを見ることで階級ごとの値のばらつきや分布を理解できる。

　ヒストグラムは棒グラフに形状が似ているが、2つは別のものである。棒グラフは比較のために使われ、ヒストグラムは一定区間単位で区切られた階級の出現頻度を表すことで分布を表す。

　一般的にヒストグラムでは棒の間に空間を作らない。

こう表現する！

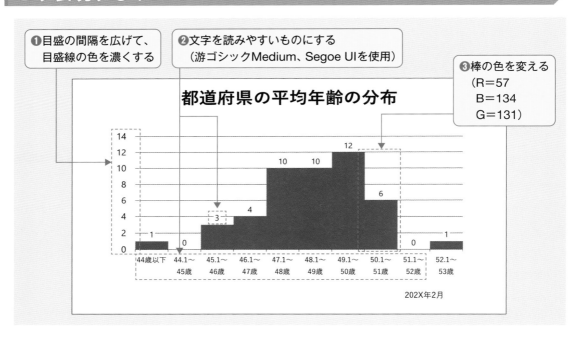

❶目盛の間隔を広げて、目盛線の色を濃くする

❷文字を読みやすいものにする（游ゴシックMedium、Segoe UIを使用）

❸棒の色を変える（R＝57　B＝134　G＝131）

都道府県の平均年齢の分布

202X年2月

（Macではヒストグラムは［グラフ］メニューの［統計］の中にある）

ここを変える

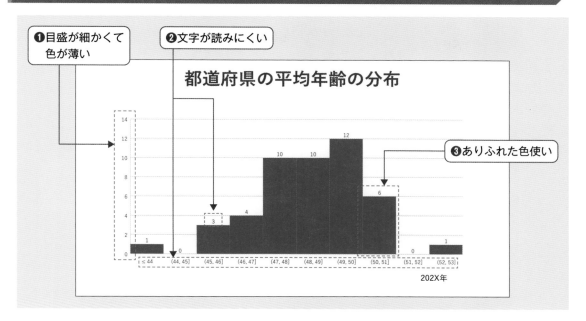

❶目盛が細かくて色が薄い

❷文字が読みにくい

❸ありふれた色使い

都道府県の平均年齢の分布

202X年

ここに気をつける

　階級のまとめ方を変えると違った印象を与えてしまうことがある。左ページのグラフは1歳単位での度数分布を表しているが、同じデータを2歳単位でまとめると下のグラフになる。左ページのグラフでは最小と最大の階級が飛び離れていることで平均年齢が特に低い地域と高い地域がひとつずつあることを示しているが、下の表現ではそうした事実は示されない。

▼分布は連続している

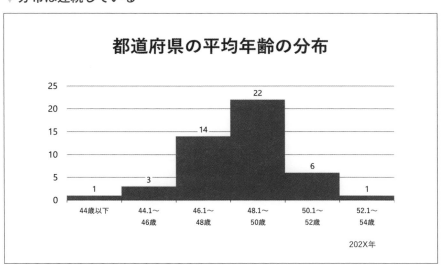

都道府県の平均年齢の分布

202X年

ヒストグラムの作り方

ヒストグラムは、元のデータを使ってヒストグラムを作る方法と、度数分布のデータを使って棒の間隔を0にした棒グラフを作る方法がある。

元のデータ		度数分布データ	
年齢	数	都道府県	平均年齢
44歳以下	1	北海道	49.6
44.1〜45歳	0	青森	50.6
45.1〜46歳	3	岩手	50.3
46.1〜47歳	4	宮城	47.5
47.1〜48歳	10	秋田	52.8
48.1〜49歳	10	山形	50.3
49.1〜50歳	12	福島	49.4
50.1〜51歳	6	茨城	47.9
51.1〜52歳	0	栃木	47.7
52.1〜53歳	1	群馬	48.1
		埼玉	46.5

操作　ヒストグラムの作り方（1）元データを使う

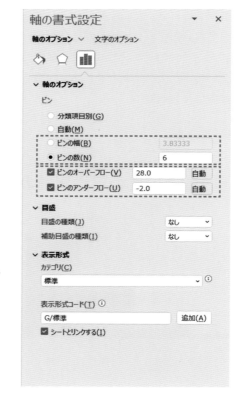

1. 元のデータを選択し［グラフの挿入］から［ヒストグラム］を選択する。

2. グラフ全体を選択すると右上に表示される ⊞ マークをクリックし、表示される［グラフ要素］から［軸］の右側の＞をクリックし、［その他の軸オプション］を選択する。

3. 表示される［軸の書式設定］から［軸のオプション］で［ビンのオーバーフロー］に右端の最大値を、［ビンのアンダーフロー］に左端の最小値を入力する。

4. ［ビンの幅］で階級幅を直接入力するか、［ビンの数］で階級の数を指定する（Macではグラフの棒を右クリックして表示されるメニューから［データ系列の書式設定］を選択し、表示される設定画面を使う）。

5. 横軸の目盛は次のような表現になるが、この表現を変更する機能はない。ふさわしい表現にするにはテキストボックスを使って上から重ねるように入力する。

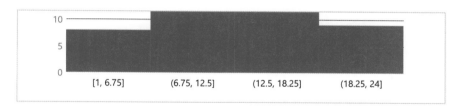

| [1, 6.75] | (6.75, 12.5] | (12.5, 18.25] | (18.25, 24] |

6. その他の項目の表現を整える。

操作　ヒストグラムの作り方 (2) 度数分布データを使う

1. 度数分布のデータを使って棒グラフを作成する。
2. グラフの棒をダブルクリックすると表示される［データ系列の書式設定］から［系列のオプション］をクリックして表示される［要素の間隔］を［0%］にする。

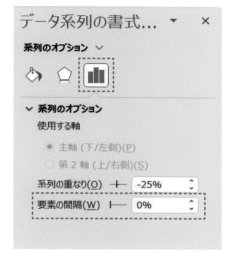

27　ピラミッドグラフで分布を表す

　ピラミッドグラフは、2つの異なるデータの分布を表すために使われる。2つの棒グラフを左右対称に並べ、男女別の人口動態など左右に延ばした棒の高さで特徴や違いを表すことができる。

　ピラミッドの名称は男女の人口を年齢別に表したグラフの形状がピラミッドの形に似ていたからだが、現在では発展途上国以外では人口はピラミッドの形状にならない。

こう表現する！

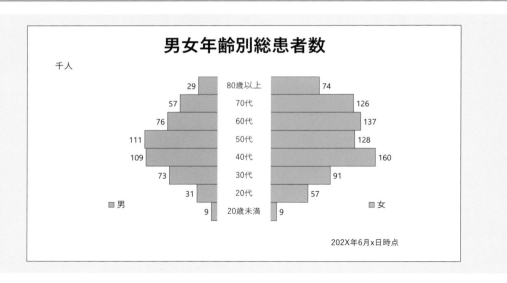

ピラミッドグラフを作る

　ピラミッドグラフは Excel や PowerPoint のあらかじめ提供されているグラフの種類のなかには入っていない。作成するためには、グラフ機能の設定に手を加えながら作っていく。

操作　ピラミッドグラフの作り方

1. 横棒グラフを2つ作る。

　横軸の目盛ラベルを［なし］にしておく（グラフの右上に表示される ⊞ マークを

クリックすると表示される［グラフ要素］から［軸］の右側の＞をクリックし、［その他のオプション］を選択する。表示される［軸の書式設定］から［軸のオプション］の［ラベル］の［ラベルの位置］で［なし］を選択する）。

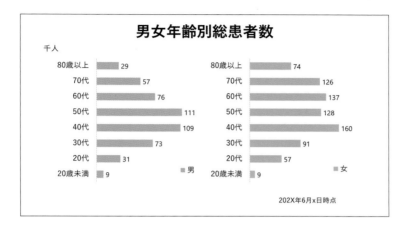

2. 2つのグラフの領域の大きさを統一するために、グラフを選択し、［書式］の［サイズ］で［高さ］と［幅］に2つのグラフでそれぞれ同じ数値を入力する。

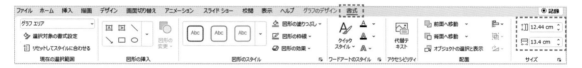

3. 2つのグラフの軸を統一するためにグラフを選択すると右上に表示される ⊞ マークをクリックし、表示される［グラフ要素］から［軸］の右側の＞をクリックし、［その他のオプション］を選択する。表示される［軸の書式設定］から［軸のオプション］で［最小値］と［最大値］に2つのグラフでそれぞれ同じ数値を入力する（Macは横軸の部分をダブルクリックして設定画面を表示する）。

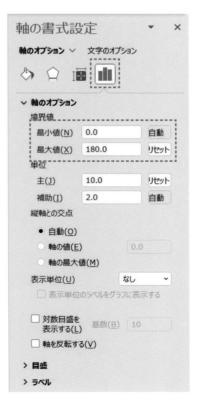

4. 左のグラフを選択すると右上に表示される
□マークをクリックし、表示される［グ
ラフ要素］から［軸］の右側の＞をクリッ
クし、［その他のオプション］を選択する。
表示される［軸の書式設定］から［軸のオ
プション］の右にある ∨ マークをクリッ
クする。表示されるメニューから［横（値）
軸］を選択すると表示される［軸の書式設
定］の［軸のオプション］で［軸を反転する］
を選択する（Mac は横軸の部分をダブルク
リックして設定画面を表示する）。

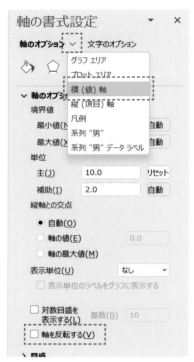

5. 左のグラフの軸が反転する。

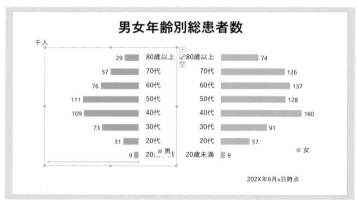

6. 2つのグラフそれぞれの軸のラベル（［80
歳以上］など）をクリックすると表示され
る［軸の書式設定］から［文字のオプショ
ン］をクリックし、［文字の塗りつぶし］か
ら［塗りつぶしなし］を選択する。

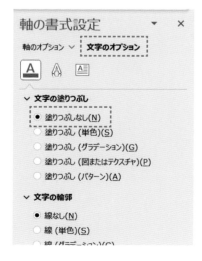

7. 2つのグラフそれぞれの棒をダブルクリックすると表示される設定画面の［要素の間隔］に［0］を入力する。

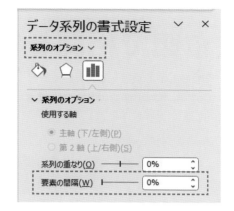

8. 2つのグラフの棒に枠線をつけて凡例の配置を調整する。

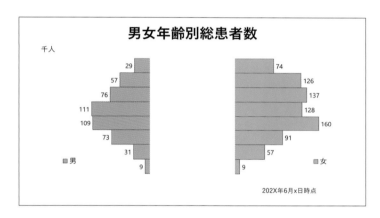

9. 2つのグラフの配置を整え、その間にテキストボックスで中央揃えのラベル名を入力する。

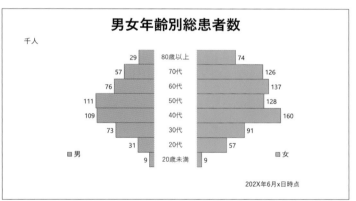

28 散布図で相関を表す

　散布図は2つのデータの関係を表すために使われる。プロットされたデータの分布によって一方のデータが変化したときに、他方の値も変化するかという2つの項目の相関を表現できる。

　一般に縦軸と横軸で表現されるグラフは横軸に時間や所属組織などパターン化され、そのパターンにしたがって縦軸の項目が変化する様子を表現するが、散布図は横軸と縦軸の組み合わせを自由に設定できる。

　データの散らばり具合から「どのあたりの値が多く、どのあたりの値が少ないか」「データの広がり具合は広いか、狭いか」「データが集中している範囲はどのような形になっているか」を示す。

　グラフが示すクラスター、パターン、トレンド、関係性を明確にするために近似線や囲みといった視覚的な注釈が付け加えられる。

こう表現する！

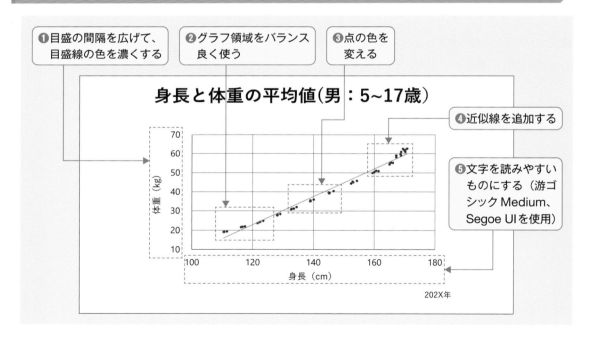

❶目盛の間隔を広げて、目盛線の色を濃くする

❷グラフ領域をバランス良く使う

❸点の色を変える

❹近似線を追加する

❺文字を読みやすいものにする（游ゴシック Medium、Segoe UIを使用）

身長と体重の平均値（男：5～17歳）

202X年

ここを変える

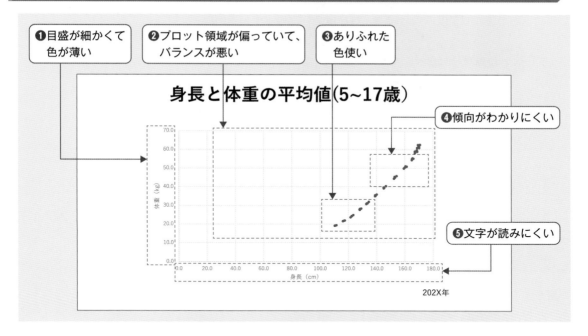

❶目盛が細かくて色が薄い

❷プロット領域が偏っていて、バランスが悪い

❸ありふれた色使い

❹傾向がわかりにくい

❺文字が読みにくい

身長と体重の平均値(5〜17歳)

202X年

操作　近似曲線の追加

　グラフを選択すると右上に表示される ＋ マークをクリックし、表示される［グラフ要素］から［近似曲線］の右側の＞をクリックすると表示されるメニューの中から選択する。［その他のオプション］を選択すると［近似曲線の書式設定］で、より多くの種類の近似曲線を選ぶことができる（Macでは［グラフのデザイン］の［グラフの要素を追加］から［近似曲線］を選択する）。

●グラフを選択し、[グラフ要素] で選択

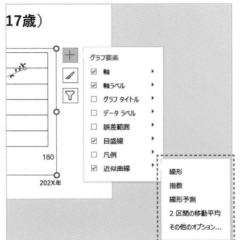

●より多くの近似曲線を選択できる

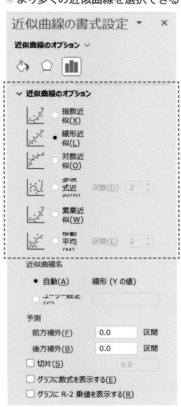

プロットを判別しやすくする

プロットの重なりで読み取りにくくなる場合、プロットの透明度を上げる。

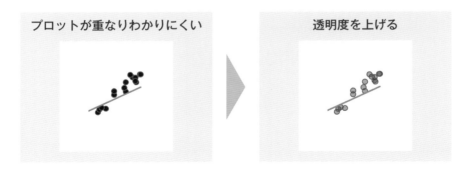

| プロットが重なりわかりにくい | 透明度を上げる |

操作　プロットの透明度を上げる

変更するプロットをダブルクリックし、表示される［データ要素の書式設定］で［塗りつぶしと線］から［マーカー］をクリックし、［塗りつぶし］の［透明度］を設定する。必要に応じて［色］や［枠線］についても調整する。

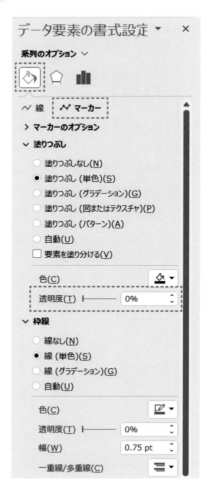

Technic　重複のある項目名はまとめる

　下の例の「2020年」のように軸のラベルの表示項目名の一部に重複があると、文字列が長くなって読み取りにくい。またかな漢字はアルファベットに比べて斜めにするとわかりにくくなる。

　項目名に重複部分がある場合には重複部分だけを［テキストボックス］を使って入力し、まとめる。

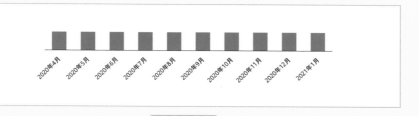

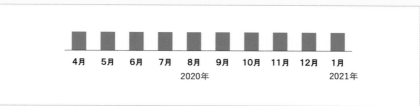

▼ ラベルの表示項目をまとめて表現する

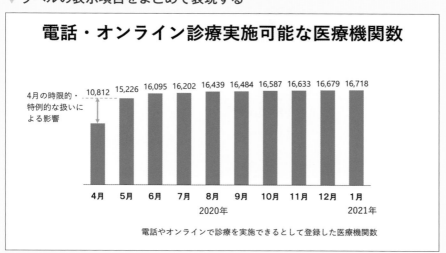

29 円グラフ・帯グラフで割合を表す

　円グラフは全体における各項目の割合を表すために使われる。一周を100%として角度に応じた扇形の形状で、データ全体の内訳を理解できる。

　各項目の量に明確な違いがある場合には他のグラフと比べて、より感覚的に内容について理解できる。

　円グラフには次のルールがある。

- 合計は必ず100%になるように表現する。
- スタートは0度から始める。
- 「その他」は一番最後にする。
- 円グラフの各領域は1，2，3・・・、A、B、C・・・といったように順序がある場合にはその順で描き、順序がない場合には大きい順に並べて表現する。

こう表現する！

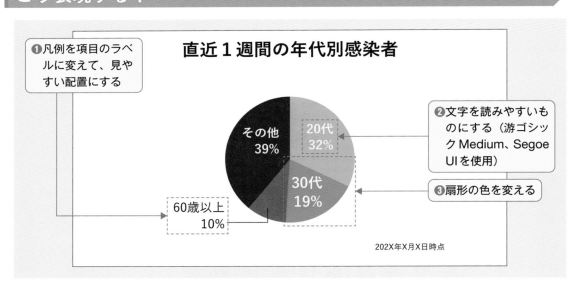

❶凡例を項目のラベルに変えて、見やすい配置にする

直近１週間の年代別感染者

20代 32%
30代 19%
その他 39%
60歳以上 10%

❷文字を読みやすいものにする（游ゴシック Medium、Segoe UI を使用）

❸扇形の色を変える

202X年X月X日時点

操作　項目のラベルを追加する

1. グラフを選択し、［グラフのデザイン］タブにある［図形要素の追加］をクリックすると表示される［データラベル］の［その他のデータラベル オプション］を選択する。
2. 表示される［データラベルの書式設定］から［ラベルオプション］をクリックして表示される［ラベルオプション］と［表示形式］で設定する。
3. 表示されたラベルの文字の大きさ、フォント、色、配置などを整える。

ここを変える

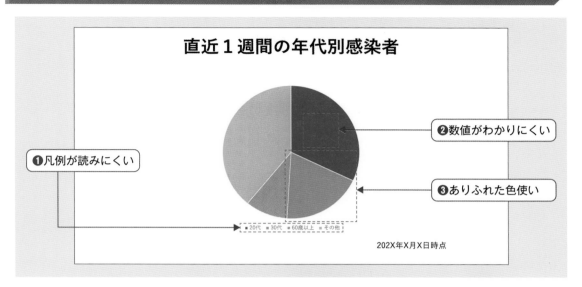

直近１週間の年代別感染者

❷数値がわかりにくい

❶凡例が読みにくい

❸ありふれた色使い

■20代　■30代　■60歳以上　■その他

202X年X月X日時点

ここがポイント

　円の内部に文字を重ねるときには読みやすさに配慮する。背景の色と文字の色には明るさに違いをつける。一般的に濃い色の領域に濃い色の文字を重ねたり、薄い色の領域に薄い色の文字を重ねたりすると判読しにくくなる。

　また項目名や数値を円の外に出す場合には、必要に応じて引出線を加える。引出線はランダムな角度で引くとすっきり見えないので、水平線と垂直線など角度に一定の秩序を保って引く（引出線を引くときにshiftキーを押しながら描くと角度が固定されて描きやすい）。

▼ランダムな角度の引出線はすっきり見えない（次のグラフの引出線と比較）

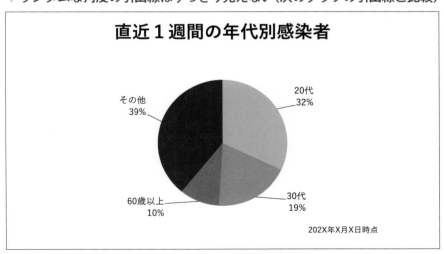

直近１週間の年代別感染者

その他
39%

20代
32%

30代
19%

60歳以上
10%

202X年X月X日時点

こうした表現も①―特定の領域だけを際立たせる

特定の領域を注目させるにはその領域だけに色をつけ、その他の領域を無彩色（グレー）の濃淡で表現する。濃淡は項目の違いが明確になるように明るさに違いをつける。

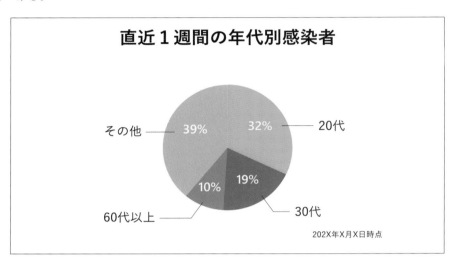

こうした表現も②―領域の間に空白を作る

項目数が多いと似た色が隣あって項目どうしの区別がつきにくくなる。またモノクロで印刷してもやはり項目の区別がつきにくいことがある。項目の区別を明確にするには領域の間に空白を作る。

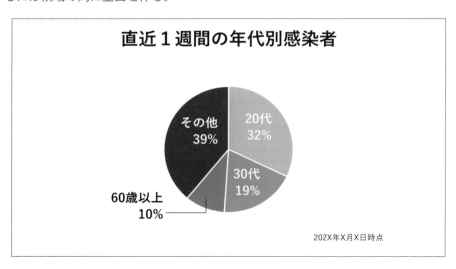

操作　領域の間に空白を作る

扇形の領域をダブルクリックすると表示される［データ要素の書式設定］で［塗りつぶしと線］から［枠線］の［色］を［白］にして、［幅］を太くすることで空白を広げることができる。

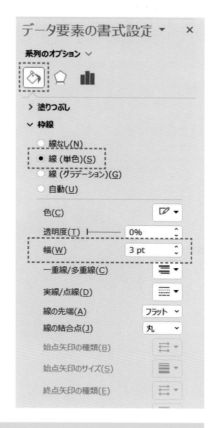

帯グラフ

　帯グラフはすべての棒の長さを100%に統一し、内訳の割合を棒の中の構成要素の長さで表現する。それに対して円の一周を100%に統一し、内訳の割合を扇型の面積で表現したものが円グラフである。帯グラフの一本の棒と同じ内容を円グラフのひとつの円でも表現できる。どちらも全体の量は省いて割合だけに着目したグラフである。

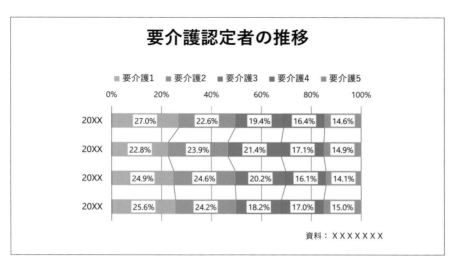

こうした表現も③―「その他」でまとめる

項目数が多く、すべてを表現する必要がない場合は、数値が小さい複数の項目を「その他」でまとめる。

■項目数が多いと煩雑な印象になる

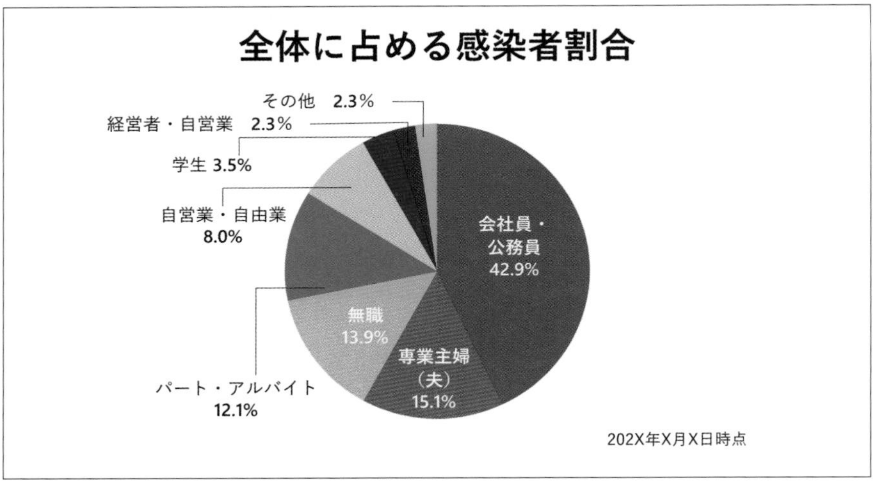

■数値が小さい項目は「その他」でまとめる

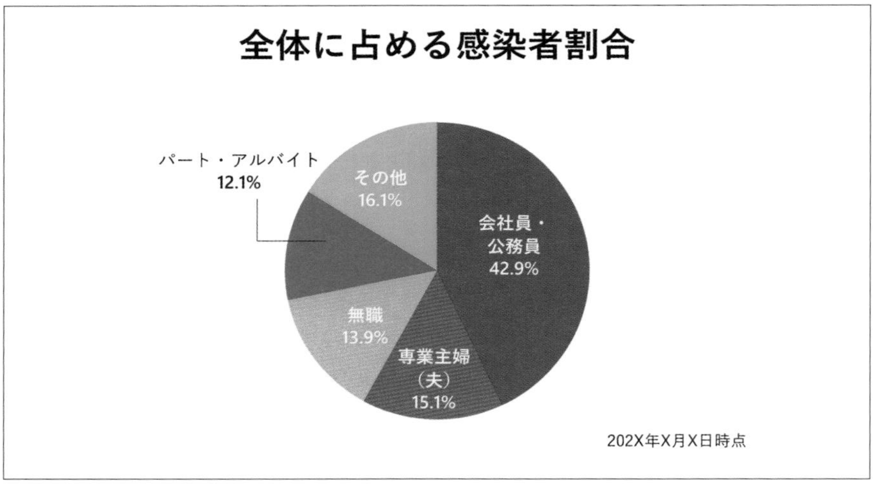

こうした表現も④─ドーナツグラフにする

　円グラフの真ん中に空白を作ったグラフをドーナツグラフと呼ぶ。真ん中の空白が十分あれば、タイトルを入れることもできる。ただし真ん中の空白が扇形の角度を隠してしまうために項目どうしの微妙な差異は判別しにくい。この理由からドーナツグラフはデータに明らかな違いがあるときに使う。

　PowerPoint や Excel では［グラフの種類］から［ドーナツグラフ］を選ぶことで作成できる。

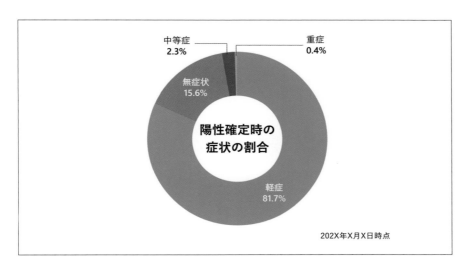

こうした表現も⑤─ドーナツグラフをアレンジする1

　ドーナツグラフの真ん中の空白を思い切って大きくし、円環を細くすると、デザイン性の高い表現になる。

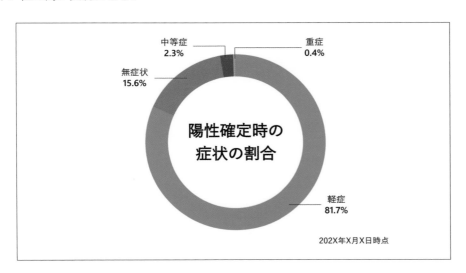

操作　円と中心の空白のバランスを整える

　扇形の領域をクリックすると表示される［データ要素の書式設定］で［系列のオプション］から［ドーナツ穴の大きさ］を数値を入力して空白の大きさを整える。

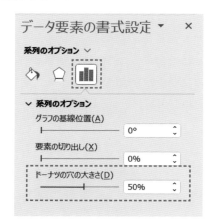

こうした表現も⑥―ドーナツグラフをアレンジする２

　特定の項目を強調する場合、強調する項目の合計が過半数を占めていれば、それ以外の項目を省いて表現できる。

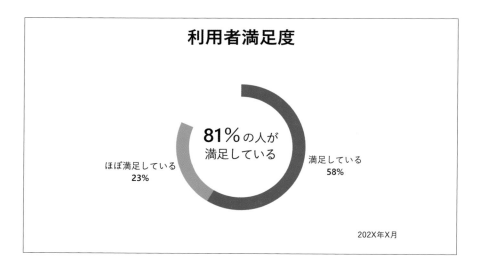

こうした表現はしない―微妙な差は棒グラフで

円グラフは項目数が多いと煩雑になるうえに扇形の正確な違いを把握することが難しい。

多くの項目を表現したり、数値が微妙な差を示したりするならば棒グラフを使う。

■30代の19.3%と40代の15.6%の違いは形だけでは判別しにくい

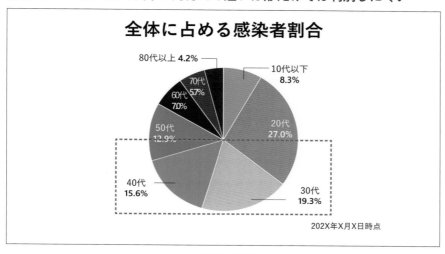

■30代と40代の違いははっきりわかる

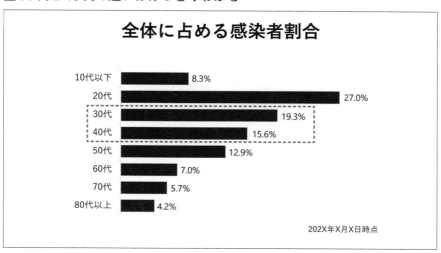

30 # レーダーチャートで大小やバランスを表す

　レーダーチャートは複数のデータを比較するために使われる。数値に応じた中心からの距離によってプロットされた点を結んでできる面の大きさや線の形を見ることで、項目どうしの大小やバランスを理解できる。

　レーダーチャートは［グラフ］から［レーダー］を選んで作る。

　プロットは中心から外に行くほど（データの値が大きいほど）良いとなるようにデータを選ぶ。

　また要素は3つ以上が必要であるが、多すぎるとどこが注目すべきなのかわからなくなるので6つ程度までにおさめる。

　大きな項目（外に広がる点）と小さいな項目（中心に近い点）に注目しがちになるので必要に応じて平均を加えると各項目の傾向や位置付けを示すことができる。

こう表現する

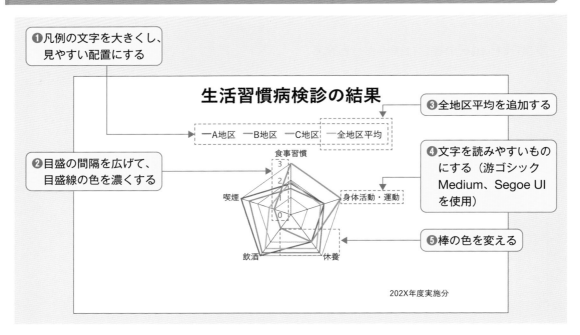

（Macではレーダーチャートは［グラフ］メニューの［ウォーターフォール］の中にある）

発表で話す内容の一部をグラフに注釈として入れておくことで理解を助ける。

ただし見ればわかるからといって注釈について発表で触れなくてもよいというわけではない。

▼ 特定期間を注目してもらうために色を変え、コメントを添える

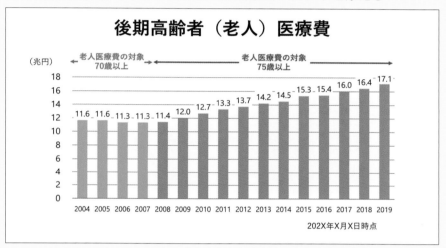

▼ 棒を囲む枠を点線にし、コメントを加えて、予測値であることを明確にする

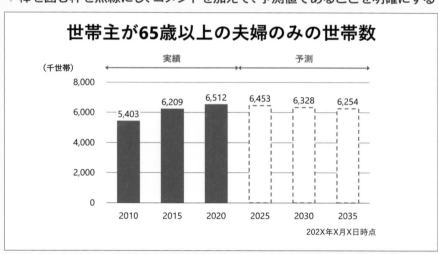

31 目盛線を省く、軸を省く

伝える内容によっては目盛線を省いたり、軸を省いたりする。

信頼性を保った上でメッセージを伝える

グラフでは目盛や数値を示すことが原則であるが一枚のスライドを1〜2分間という限られた時間で説明すると、かえって傾向や特徴などを理解するじゃまになることがある。こうした場合には信頼性を損なわない範囲で優先度の低い要素を省く。

折れ線グラフのプロットや棒グラフの棒の近辺にデータ数値を明示しておけば目盛や目盛線を省いても数値はわかる。

一方で傾向をつかんだり、比較したりすることが目的であれば個別の数値をあえて示さないでおく。

■標準的な表現

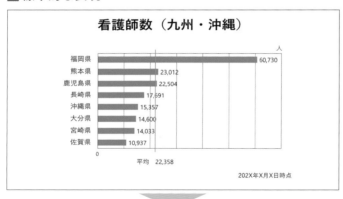

■目盛と目盛線を省いてすっきり見せる

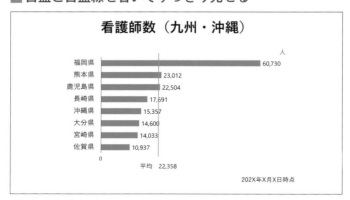

▼ 各項目の数値があるので目盛は省く

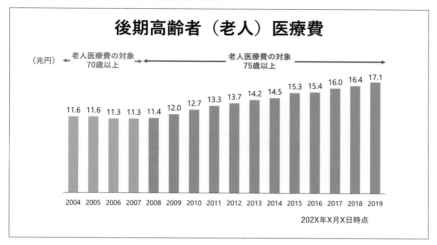

▼ 目盛と目盛線を省いてすっきり見せる

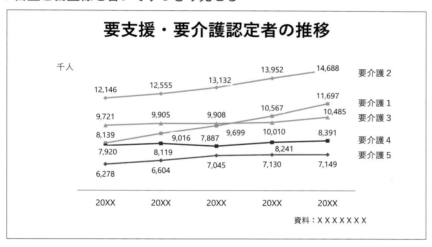

▼ 傾向に注目してもらいたいので数値を省く

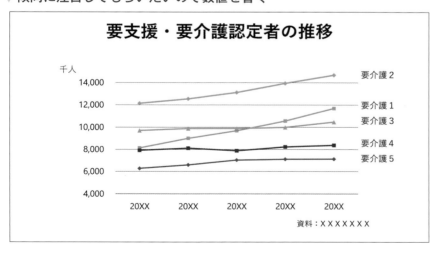

32 グラフで誤解を与えない

同じデータを使っても表現次第で異なる印象を与えるグラフにできるので注意する。

伝わるメッセージにふさわしい表現にする

緩やかな変化の折れ線グラフも縦横の比率を変えて縦を大きくとれば急激な変化に見える。また項目ごとに大きな違いを見せる棒グラフは目盛の取り方で、それほど違いがないという印象を与える。グラフは必ずしも客観的な印象を保証するものではないが、ただしけっして都合のよい印象を与えるために表現を工夫してはならない。元のデータを確認すれば誰もが緩やかな変化と判断できる場合には緩やかな変化という印象を与えるように表現し、大きな違いが存在する場合には大きな違いが生じているという印象を与える表現にする。

▼縦横の比率で急激な変化にもなれば緩やかにも見える

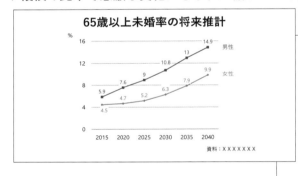

▼目盛の取り方で項目の違いが大きくも小さくもなる

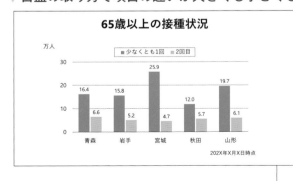

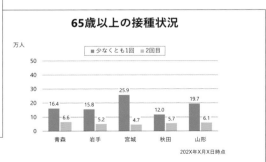

第3章

詳細なデータを
正確に表現する表

33 表のデザインを見直す

表はデータを整理し、表現するために使われる。グラフに比べて詳細な数値を正確に表現でき、また数値を体系的に提示できるので、それ以外のデータも扱う。

こう表現する！

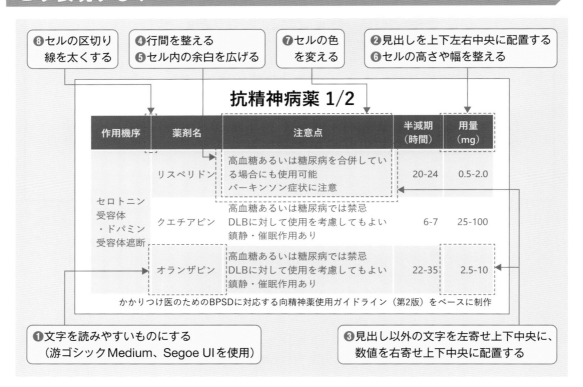

❽セルの区切り線を太くする

❹行間を整える
❺セル内の余白を広げる

❼セルの色を変える

❷見出しを上下左右中央に配置する
❻セルの高さや幅を整える

抗精神病薬 1/2

作用機序	薬剤名	注意点	半減期（時間）	用量（mg）
セロトニン受容体・ドパミン受容体遮断	リスペリドン	高血糖あるいは糖尿病を合併している場合にも使用可能 パーキンソン症状に注意	20-24	0.5-2.0
	クエチアピン	高血糖あるいは糖尿病では禁忌 DLBに対して使用を考慮してもよい 鎮静・催眠作用あり	6-7	25-100
	オランザピン	高血糖あるいは糖尿病では禁忌 DLBに対して使用を考慮してもよい 鎮静・催眠作用あり	22-35	2.5-10

かかりつけ医のためのBPSDに対応する向精神薬使用ガイドライン（第2版）をベースに制作

❶文字を読みやすいものにする
（游ゴシックMedium、Segoe UIを使用）

❸見出し以外の文字を左寄せ上下中央に、数値を右寄せ上下中央に配置する

ここを変える

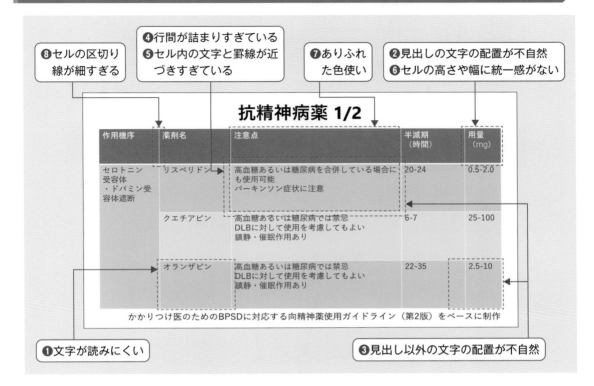

❽セルの区切り線が細すぎる

❹行間が詰まりすぎている
❺セル内の文字と罫線が近づきすぎている

❼ありふれた色使い

❷見出しの文字の配置が不自然
❻セルの高さや幅に統一感がない

抗精神病薬 1/2

作用機序	薬剤名	注意点	半減期（時間）	用量（mg）
セロトニン受容体・ドパミン受容体遮断	リスペリドン	高血糖あるいは糖尿病を合併している場合にも使用可能　パーキンソン症状に注意	20-24	0.5-2.0
	クエチアピン	高血糖あるいは糖尿病では禁忌　DLBに対して使用を考慮してもよい　鎮静・催眠作用あり	6-7	25-100
	オランザピン	高血糖あるいは糖尿病では禁忌　DLBに対して使用を考慮してもよい　鎮静・催眠作用あり	22-35	2.5-10

かかりつけ医のためのBPSDに対応する向精神薬使用ガイドライン（第2版）をベースに制作

❶文字が読みにくい

❸見出し以外の文字の配置が不自然

表を作り上げていく手順

① 文字を読みやすいものにする

② 見出しを上下左右中央に配置する

③ 見出し以外の文字を左寄せ上下中央に、数値を右寄せ上下中央に配置する

④ 行間を整える

⑤ セル内の余白を広げる

⑥ セルの高さと幅を整える

⑦ セルの色を変える

⑧ セルの区切り線を太くする

（見やすい表を作るためには PowerPoint で作成する。Excel では行間はセルの高さによって決められてしまう）

① 文字を読みやすいものにする

見やすいフォントとサイズにする。

作用機序	薬剤名	注意点	半減期 （時間）	用量 （mg）
セロトニン受容体 ・ドパミン受容体遮断	リスペリドン	高血糖あるいは糖尿病を合併している場合にも使用可能 パーキンソン症状に注意	20-24	0.5-2.0
	クエチアピン	高血糖あるいは糖尿病では禁忌 DLBに対して使用を考慮してもよい 鎮静・催眠作用あり	6-7	25-100
	オランザピン	高血糖あるいは糖尿病では禁忌 DLBに対して使用を考慮してもよい 鎮静・催眠作用あり	22-35	2.5-10

作用機序	薬剤名	注意点	半減期 （時間）	用量 （mg）
セロトニン受容体 ・ドパミン受容体遮断	リスペリドン	高血糖あるいは糖尿病を合併している場合にも使用可能 パーキンソン症状に注意	20-24	0.5-2.0
	クエチアピン	高血糖あるいは糖尿病では禁忌 DLBに対して使用を考慮してもよい 鎮静・催眠作用あり	6-7	25-100
	オランザピン	高血糖あるいは糖尿病では禁忌 DLBに対して使用を考慮してもよい 鎮静・催眠作用あり	22-35	2.5-10

② 見出しを上下左右中央に配置する

　初期設定では入力した文字は左上の隅にくっついたようになる（左上揃え）が、見出しは中央揃えにして見やすくする。

作用機序	薬剤名	注意点	半減期 （時間）	用量 （mg）

作用機序	薬剤名	注意点	半減期 （時間）	用量 （mg）

操作　文字の配置を整える

　セル内の文字の左右の配置を整えるには［ホーム］ボタンの［段落］の中の（左右方向の）文字配置のボタンをクリックする。上下の配置を揃えるには［文字の配置］をクリックすると表示される（上下方向の）文字配置のボタンをクリックする。

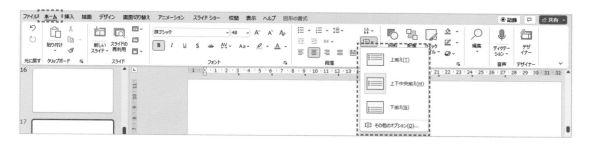

③ 見出し以外の文字を左寄せ上下中央に、数値を右寄せ上下中央に配置する

　見出し以外のセル内の文字は上下中央にし、文字列は左揃え（あるいは左右中央揃え）、数値は右揃えにする。

セロトニン受容体・ドパミン受容体遮断	リスペリドン	高血糖あるいは糖尿病を合併している場合にも使用可能 パーキンソン症状に注意	20-24	0.5-2.0
	クエチアピン	高血糖あるいは糖尿病では禁忌 DLBに対して使用を考慮してもよい 鎮静・催眠作用あり	6-7	25-100
	オランザピン	高血糖あるいは糖尿病では禁忌 DLBに対して使用を考慮してもよい 鎮静・催眠作用あり	22-35	2.5-10

セロトニン受容体・ドパミン受容体遮断	リスペリドン	高血糖あるいは糖尿病を合併している場合にも使用可能 パーキンソン症状に注意	20-24	0.5-2.0
	クエチアピン	高血糖あるいは糖尿病では禁忌 DLBに対して使用を考慮してもよい 鎮静・催眠作用あり	6-7	25-100
	オランザピン	高血糖あるいは糖尿病では禁忌 DLBに対して使用を考慮してもよい 鎮静・催眠作用あり	22-35	2.5-10

④ 行間を整える

　セル内に2行以上の文があれば行間を整える。行間が詰まっていると窮屈な印象になる。行間は1.2程度にする（操作方法はp.26「行間隔の調整方法」参照）。

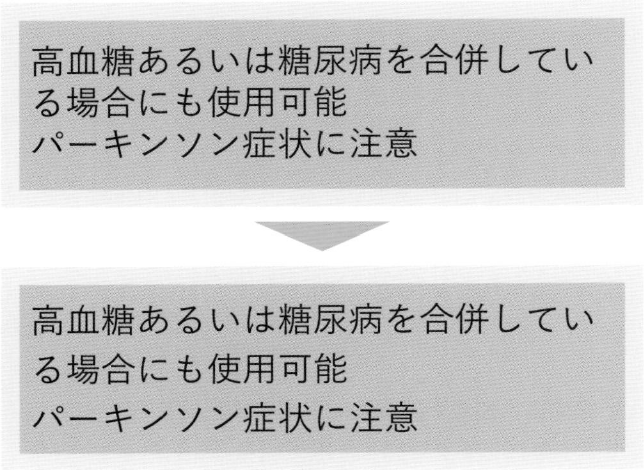

高血糖あるいは糖尿病を合併している場合にも使用可能
パーキンソン症状に注意

高血糖あるいは糖尿病を合併している場合にも使用可能
パーキンソン症状に注意

⑤ セル内の余白を広げる

　セル内の文字と罫線のあいだに余白がないと窮屈な印象になる。適度に余白を取ると見やすくなる。どれぐらいにするかはスライドの中での表の大きさや配置、表それ自身のバランスによって異なるので確認しながら調整していく。

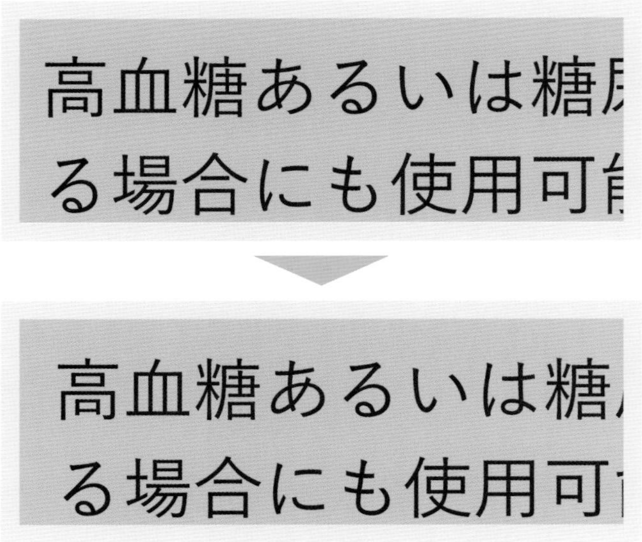

高血糖あるいは糖尿
る場合にも使用可能

高血糖あるいは糖尿
る場合にも使用可能

操作 セル内の上下左右の余白を整える

　セルの内部の余白を調整するには、セルを選択した状態でマウスを右クリックすると表示される［図形の書式設置］から［文字のオプション］の［サイズとプロパティ］の［テキストボックス］で左右上下それぞれの数値を入力する。

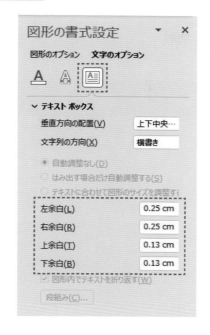

⑥ **セルの高さと幅を整える**

　高さや幅を揃えておいたほうがよいセル、文字の不自然な改行位置のセルなどがあれば高さや幅を調整してバランスよく見えるようにする。

操作 セルの大きさを整える

　高さや幅を変更するにはセルを選んで［レイアウト］タブにある［高さ］、または［幅］を使う。直接、数値を入力することで変更できるが、数値の横にあるをクリックするほうが微妙な調整ができる。

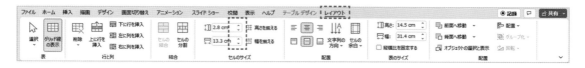

　高さや幅を統一するにはセルを複数選んで［レイアウト］タブにある［セルのサイズ］で［高さを揃える］、または「幅を揃える」をクリックする。

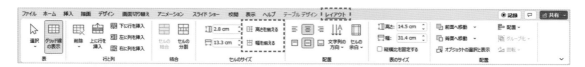

⑦ **セルの色を変える**

セルを色で塗る場合は、文字の読みやすさに注意する。

⑧ **セルの区切り線を太くする**

セルの区切り線を太くすると、セルの違いが明確にできる。

作用機序	薬剤名	注意点	半減期（時間）	用量（mg）
セロトニン受容体・ドパミン受容体遮断	リスペリドン	高血糖あるいは糖尿病を合併している場合にも使用可能 パーキンソン症状に注意	20-24	0.5-2.0
	クエチアピン	高血糖あるいは糖尿病では禁忌 DLBに対して使用を考慮してもよい 鎮静・催眠作用あり	6-7	25-100
	オランザピン	高血糖あるいは糖尿病では禁忌 DLBに対して使用を考慮してもよい 鎮静・催眠作用あり	22-35	2.5-10

作用機序	薬剤名	注意点	半減期（時間）	用量（mg）
セロトニン受容体・ドパミン受容体遮断	リスペリドン	高血糖あるいは糖尿病を合併している場合にも使用可能 パーキンソン症状に注意	20-24	0.5-2.0
	クエチアピン	高血糖あるいは糖尿病では禁忌 DLBに対して使用を考慮してもよい 鎮静・催眠作用あり	6-7	25-100
	オランザピン	高血糖あるいは糖尿病では禁忌 DLBに対して使用を考慮してもよい 鎮静・催眠作用あり	22-35	2.5-10

👆操作　セルの区切り線を整える

1. ［テーブルデザイン］タブの［罫線の作成］で［ペンの太さ］を指定する（Macでは［表のデザイン］タブの［ペンの太さ］で選択する）。

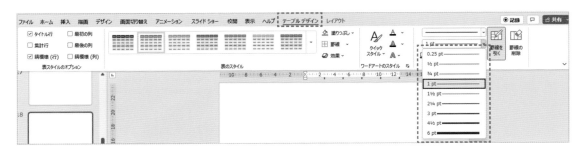

2. ［ペンの色］を指定し、表の線をなぞる。

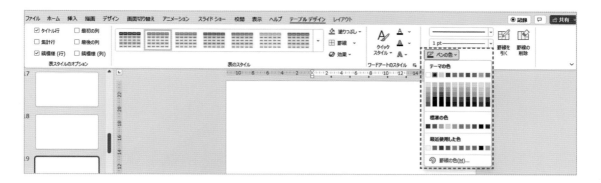

＊セルを選んでおき、太さを色を指定した後、［罫線］で変更する部分を指定すること
　もできる。

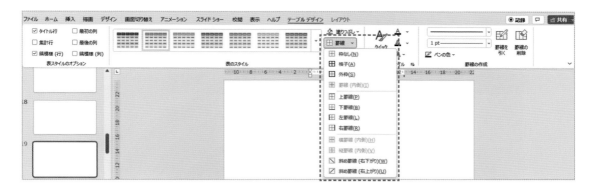

　ここまでが基本で、必要に応じてさらに次の観点から手を加えていく。具体的な
方法を次項以降に取り上げる。

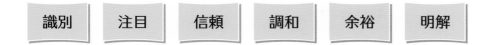

34 文字が小さくなるなら スライドを分ける

文字が小さくなるならば判読しやすい大きさの文字を使った複数のスライドに分ける。

こう表現する

表は必要な情報をもれなく取り上げて一覧できるが、取り上げる情報量が多いと、小さい文字が並んで判読できなくなってしまう。

文字が小さくなるようならば複数のスライドに分けて段階を踏んで説明する。

■ 文字が小さいとわかりにくい

抗精神病薬

作用機序	薬剤名	注意点	半減期（時間）	用量（mg）
セロトニン受容体・ドパミン受容体遮断	リスペリドン	高血糖あるいは糖尿病を合併している場合にも使用可能 パーキンソン症状に注意	20-24	0.5-2.0
	クエチアピン	高血糖あるいは糖尿病では禁忌 DLBに対して使用を考慮してもよい 鎮静・催眠作用あり	6-7	25-100
	オランザピン	高血糖あるいは糖尿病では禁忌 DLBに対して使用を考慮してもよい 鎮静・催眠作用あり	22-35	2.5-10
ドパミン受容体部分刺激	アリピプラゾール	高血糖あるいは糖尿病では慎重投与 鎮静・催眠作用が弱い	47-68	3-9

かかりつけ医のためのBPSDに対応する向精神薬使用ガイドライン（第2版）をベースに制作

1 初めに大きな分類を示す

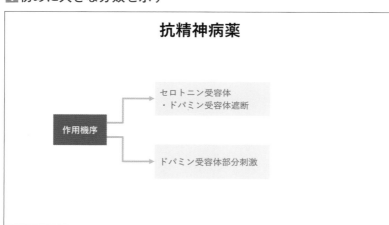

2 各項目の内容を説明するためのつなぎのスライドを入れる

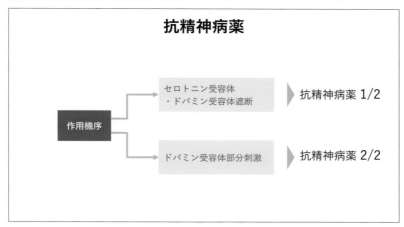

3 前半の項目について説明する

抗精神病薬 1/2

作用機序	薬剤名	注意点	半減期 （時間）	用量 （mg）
セロトニン 受容体 ・ドパミン 受容体遮断	リスペリドン	高血糖あるいは糖尿病を合併している場合にも使用可能 パーキンソン症状に注意	20-24	0.5-2.0
	クエチアピン	高血糖あるいは糖尿病では禁忌 DLBに対して使用を考慮してもよい 鎮静・催眠作用あり	6-7	25-100
	オランザピン	高血糖あるいは糖尿病では禁忌 DLBに対して使用を考慮してもよい 鎮静・催眠作用あり	22-35	2.5-10

かかりつけ医のためのBPSDに対応する向精神薬使用ガイドライン（第2版）をベースに制作

4 後半の項目について説明する

抗精神病薬 2/2

作用機序	薬剤名	注意点	半減期 （時間）	用量 （mg）
ドパミン受容体 部分刺激	アリピプラゾール	高血糖あるいは糖尿病では慎重投与 鎮静・催眠作用が弱い	47-68	3-9

かかりつけ医のためのBPSDに対応する向精神薬使用ガイドライン（第2版）をベースに制作

35 読み取りやすい表現にする

表はデータを整理・分析できるが、スライドで伝える表現としては読み取りにくく理解しにくいものになりやすい。

短時間で理解でき、言いたいことが伝わるように表現を工夫する。

重複している内容をまとめる

隣り合ったセルに同一の表現があればセルをひとつにまとめる。まとめることで項目に違いがあるかどうかをすぐに見きわめられる。

▼ 隣り合う同じ内容はひとつにまとめる

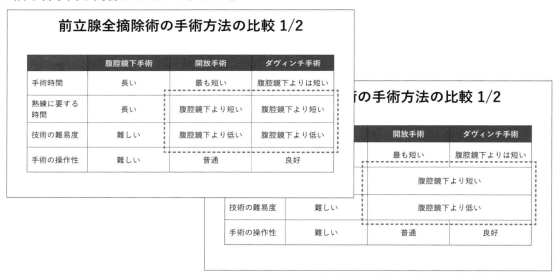

操作 セルをまとめる

複数のセルをひとつにまとめるには［セルの結合］を使う。セルを結合するには、まとめるセルをすべて選択した状態［レイアウト］から［セルの結合］を選択する。

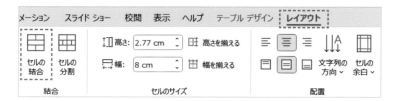

縦横を変えて比較する

　表を使って項目を比較する場合は、一般的に比較する対象を行見出しに、比較の尺度を列見出しにする。

　縦横の内容を入れ替えて、比較する対象を列見出しに、比較の尺度を行見出しにする表現もできる。携帯電話の料金プランなどは、こうした表現がよく使われている。

■比較対象を行見出しに、比較尺度を列見出しにして整理した表

抗精神病薬 1/2

作用機序	薬剤名	注意点	半減期 （時間）	用量 （mg）
セロトニン受容体・ドパミン受容体遮断	リスペリドン	高血糖あるいは糖尿病を合併している場合にも使用可能 パーキンソン症状に注意	20-24	0.5-2.0
	クエチアピン	高血糖あるいは糖尿病では禁忌 DLBに対して使用を考慮してもよい 鎮静・催眠作用あり	6-7	25-100
	オランザピン	高血糖あるいは糖尿病では禁忌 DLBに対して使用を考慮してもよい 鎮静・催眠作用あり	22-35	2.5-10

かかりつけ医のためのBPSDに対応する向精神薬使用ガイドライン（第2版）をベースに制作

■比較対象を列見出しに、比較尺度を行見出しにする

抗精神病薬 1/2

セロトニン受容体・ドパミン受容体遮断	リスペリドン	クエチアピン	オランザピン
注意点	高血糖あるいは糖尿病を合併している場合にも使用可能 パーキンソン症状に注意	高血糖あるいは糖尿病では禁忌 DLBに対して使用を考慮してもよい 鎮静・催眠作用あり	高血糖あるいは糖尿病では禁忌 DLBに対して使用を考慮してもよい 鎮静・催眠作用あり
半減期 （時間）	20-24	6-7	22-35
用量 （mg）	0.5-2.0	25-100	2.5-10

かかりつけ医のためのBPSDに対応する向精神薬使用ガイドライン（第2版）をベースに制作

比較表で優劣をはっきり示す

　複数の対象を比較する場合にメリットとデメリットでまとめると相対的な比較がしにくい。メリットとデメリットで取り上げた項目を評価尺度にして整理し、そこに「○」や「×」といった評価結果を加えることで、どの項目がどの尺度で優れているのか、総合的にすぐれているのはどれなのかが、すぐに判断できる。

■ それぞれのメリット、デメリットはわかるが、優劣がつけにくい

前立腺全摘除術の手術方法の比較：一部抜粋

	開放手術	腹腔鏡下手術	ダヴィンチ手術
メリット	・手術時間が短い ・技術の難易度は高くない ・手術の操作性は普通	・手術中の出血量が少ない	・手術時間が短い（腹腔鏡下より短い） ・手術中の出血量が極めて少ない ・技術の難易度は高くない ・手術の操作性は良好
デメリット	・手術中の出血量が多い	・手術時間が長い ・技術の難易度が高い ・手術の操作性は難しい	・特になし

■ どの方法が優れているかがすぐに理解できる

前立腺全摘除術の手術方法の比較：一部抜粋

	開放手術	腹腔鏡下手術	ダヴィンチ手術
手術時間	◎ （短い）	△ （長い）	○ （腹腔鏡下より短い）
手術中の出血量	△ （多い）	○ （少ない）	◎ （極めて少ない）
技術の難易度	○ （ダヴィンチと同等）	△ （難しい）	○ （開放と同等）
手術の操作性	○ （普通）	△ （難しい）	○ （良好）

一覧性を高める

　項目の内容を整理する場合、項目ごとに内容を列記すると、項目相互に対応する内容を比較したり、特定の内容がどの項目に対応するかを見きわめたりすることは難しい。

　内容ごとに列を作ることで項目相互の比較や内容と項目の対応が明確になり、一覧性を高めることができる。

■ 特定の対象がどこにあてはまるかを理解しようとすると理解しにくい

主な経口抗リウマチ薬（免疫調整薬）と副作用

一般名	主な副作用
サラゾスルファピリジン	発疹、胃腸症状、血球減少
ブシラミン	発疹、蛋白尿、腎障害、血球減少
イグラチモド	肝障害、消化性潰瘍、腎障害

資料：×××××××

■ どの対象がどこにあてはまるのか、すぐに理解できる

主な経口抗リウマチ薬（免疫調整薬）と副作用

一般名	主な副作用						
	発疹	胃腸症状	血球減少	蛋白尿	腎障害	肝障害	消化性潰瘍
サラゾスルファピリジン	✓	✓	✓				
ブシラミン	✓		✓	✓	✓		
イグラチモド					✓	✓	✓

資料：×××××××

ヒートマップで分布や特徴を可視化する

大量なデータを扱う表を色の違いや濃淡を使ったヒートマップにするとデータの偏りや分布、特徴、傾向、関係性が視覚化される。

セルを色分けする

表で多くのデータを扱うとばらつきや傾向を読み取りにくい。数値だけでは容易に理解することのできない偏りや分布、特徴、傾向、関係性を数値に応じた色や濃淡を使って塗り分けることで感覚的に理解できる。

■データの特徴が読みにくい

男性の年齢階級別運動習慣者の推移

%

	20〜29歳	30〜39歳	40〜49歳	50〜59歳	60〜69歳	70歳以上
2010年	28.6	24.8	19.4	26.2	42.6	45
2012年	27.4	20.8	21.2	27.6	43.2	49.2
2014年	18.9	13.1	21.6	20.1	36.1	42.6
2016年	25.9	18.4	20.3	25.5	36.6	49.4
2018年	17.6	19	18.3	23.3	32.9	45.8

厚生労働省「国民健康・栄養調査」より

■色を使って可視化することで分布がわかる

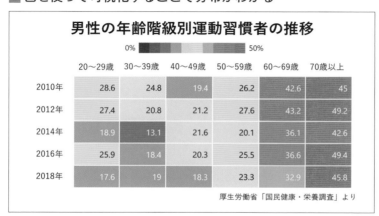

男性の年齢階級別運動習慣者の推移

0%　　　　　　50%

	20〜29歳	30〜39歳	40〜49歳	50〜59歳	60〜69歳	70歳以上
2010年	28.6	24.8	19.4	26.2	42.6	45
2012年	27.4	20.8	21.2	27.6	43.2	49.2
2014年	18.9	13.1	21.6	20.1	36.1	42.6
2016年	25.9	18.4	20.3	25.5	36.6	49.4
2018年	17.6	19	18.3	23.3	32.9	45.8

厚生労働省「国民健康・栄養調査」より

さまざまな表現

数値を消してしまい色や濃淡だけで見せる表現もできる。

発表では、まず数値だけの表のスライドを見せ、次にその数値を使ったヒートマップのスライドを見せて、色で塗りわけたものであることを告げるといった説明で関心をひくことができる。

▼数値を削除して色だけで見せる

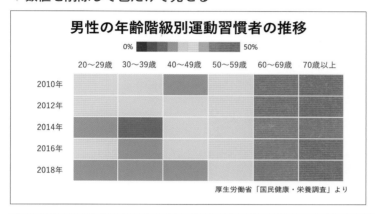

▼同系色の濃淡を使う

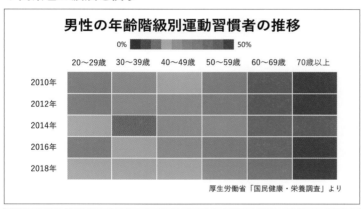

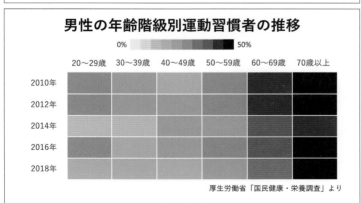

37 デザインでひきつける

表は縦横の罫線でセルを区切った表現であり、そのままでは視覚的な訴求力に乏しい。目をひきつけるにはデザインを工夫することも有効だ。

ここではこれまで取り上げた表を中心にデザインのサンプルを示す。

▼ 129ページ下の表のデザインを変えたサンプル

作成のポイント〉 表に見えるが四角形の図を組み合わせて作る。

抗精神病薬 1/2

セロトニン受容体・ドパミン受容体遮断	リスペリドン	クエチアピン	オランザピン
注意点	高血糖あるいは糖尿病を合併している場合にも使用可能 パーキンソン症状に注意	高血糖あるいは糖尿病では禁忌 DLBに対して使用を考慮してもよい 鎮静・催眠作用あり	高血糖あるいは糖尿病では禁忌 DLBに対して使用を考慮してもよい 鎮静・催眠作用あり
半減期（時間）	20-24	6-7	22-35
用量（mg）	0.5-2.0	25-100	2.5-10

かかりつけ医のためのBPSDに対応する向精神薬使用ガイドライン（第2版）をベースに制作

▼ 上の表のデザインを変えたサンプル

作成のポイント〉 縦の罫線を思い切って太くする。

抗精神病薬 1/2

セロトニン受容体・ドパミン受容体遮断	リスペリドン	クエチアピン	オランザピン
注意点	高血糖あるいは糖尿病を合併している場合にも使用可能 パーキンソン症状に注意	高血糖あるいは糖尿病では禁忌 DLBに対して使用を考慮してもよい 鎮静・催眠作用あり	高血糖あるいは糖尿病では禁忌 DLBに対して使用を考慮してもよい 鎮静・催眠作用あり
半減期（時間）	20-24	6-7	22-35
用量（mg）	0.5-2.0	25-100	2.5-10

かかりつけ医のためのBPSDに対応する向精神薬使用ガイドライン（第2版）をベースに制作

▼130ページ上の表のデザインを変えたサンプル

作成のポイント〉 行頭の「・」の上に色をつけた四角形を重ねる。

前立腺全摘除術の手術方法の比較：一部抜粋

	開放手術	腹腔鏡下手術	ダヴィンチ手術
メリット	手術時間が短い 技術の難易度は高くない 手術の操作性は普通	手術中の出血量が少ない	手術時間が短い（腹腔鏡下より短い） 手術中の出血量が極めて少ない 技術の難易度は高くない 手術の操作性は良好
デメリット	手術中の出血量が多い	手術時間が長い 技術の難易度が高い 手術の操作性は難しい	特になし

▼比較表のサンプル

作成のポイント〉 各項目の間に空白の列を入れる（罫線は一定の太さ以上にできないため）。左端の見出しは図形で描く。

国内における変異株の分類

	懸念される変異株 対応	注目すべき変異株 警戒	監視下の変異株 監視
該当する変異株	デルタ株 オミクロン株	該当なし	アルファ株 ベータ株 ガンマ株
主な対応	・ゲノムサーベイランスで監査 ・必要に応じて変異株PCR検査で監視 ・積極的疫学調査	・ゲノムサーベイランスで監査 ・必要に応じて変異株PCR検査で監視 ・積極的疫学調査	・ゲノムサーベイランスで監査 ・発生状況や基本的性状

202X年X月X日時点

▼130ページ下の表の一部を抜き出しデザインしたサンプル

作成のポイント〉2つの項目の間に列を入れて行見出しにする。

前立腺全摘除術の手術方法の比較：一部抜粋

開放手術		腹腔鏡下手術
◎ （短い）	手術時間	△ （長い）
△ （多い）	手術中の 出血量	○ （少ない）
○ （難しくはない）	技術の 難易度	△ （難しい）
○ （普通）	手術の 操作性	△ （難しい）

▼上の表のデザインを変えたサンプル

作成のポイント〉中央の行見出しは、見出しの行だけの表を作って重ねる。
　　　　　　　　列見出しの色は2つの項目の間に2つの列を入れて各列見出しの
　　　　　　　　色にする。

前立腺全摘除術の手術方法の比較：一部抜粋

開放手術		腹腔鏡下手術
◎ （短い）	手術時間	△ **（長い）**
△ （多い）	手術中の 出血量	○ **（少ない）**
○ （難しくはない）	技術の 難易度	△ **（難しい）**
○ （普通）	手術の 操作性	△ **（難しい）**

▼**131ページ下の表のデザインを変えたサンプル**

作成のポイント〉縦の白い罫線を横の罫線より太くする。
チェックマーク（✓）は、文字を入力し［テーブルデザイン］の［ワードアートのスタイル］の［影］を選択し、［投資投影：右上］を選ぶ。

主な経口抗リウマチ薬（免疫調整薬）と副作用

一般名	主な副作用						
	発疹	胃腸症状	血球減少	蛋白尿	腎障害	肝障害	消化性潰瘍
サラゾスルファピリジン	✓	✓	✓				
ブシラミン	✓		✓	✓	✓		
イグラチモド					✓	✓	✓

資料：××××××

▼**上の表のデザインを変えたサンプル**

作成のポイント〉見出し以外は、罫線を白くし、セルの中には何も入れずに図を使って描く。

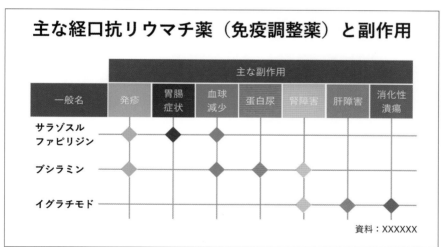

主な経口抗リウマチ薬（免疫調整薬）と副作用

38 ポジショニングマップで位置づけを明確にする

表は容易にマトリックスにできる。

表からポジショニングマップへ

2×2の表で整理するときれいに整理できるが、項目どおしの関連がわかりにくくなる。各項目のポジショニングを明確にするならばポジショニングマップで表現する。

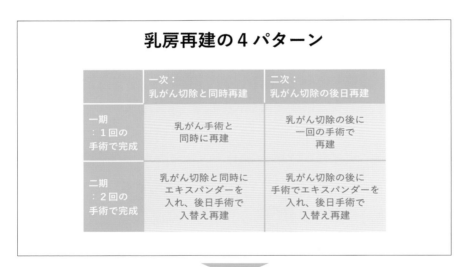

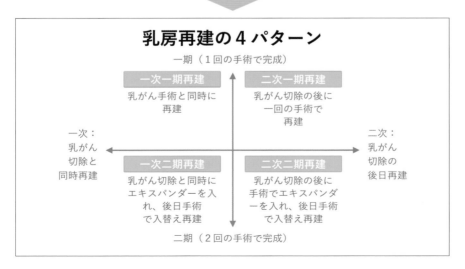

第4章

ひと目でわかる
図解表現

39 箇条書きを図解スライドにする

　限られた時間で理解してもらうための効果的な手段のひとつに図解がある。図解は線や矢印、その他の図形から作られるが、うまく使えば文字で書かれた内容よりも関心をひくことができ、短時間で本質を伝えることができる。

　ところが作成しようとしてもどういう表現をしたらよいのか思い浮かばなかったり、できあがった表現が期待どおりの効果をあげられなかったりする。

　ここではまず発表スライドですぐに活用できる図解パターンを取り上げる。次に、ありがちなわかりにくい図解と、その図解のどこを見直せばすぐれた表現にできるのかを説明する。

　それらに加えて効果的なアイコン（ピクトグラム）や写真を使った表現について示す。

■ 箇条書きスライドを図解する

　最も使われるスライドパターンのひとつが箇条書きである。箇条書きスライドを簡単に作成できる効果的な図解表現にするために次のように分類する。

　箇条書きはスライドタイトルと項目の見出し、その内容という階層構造になっている。ここでは内容の数によって「見出し＋0」「見出し＋1」「見出し＋複数」という3つのパターンに分類し、次項以降で図解化の実際を示す。

①「見出し＋0」

▼見出しだけのもの。項目をリストアップした表現

箇条書きスライド

見出し1
見出し2
見出し3
　　・
　　・
　　・

☞ 40 「見出し＋0」を図解する（p.142）

②「見出し＋1」

▼見出しとその下にひとつだけ項目があるもの

箇条書きスライド

見出し1
　　内容1.1
見出し2
　　内容2.1
見出し3
　　内容3.1

☞ 41 「見出し＋1」を図解する（p.144）

③「見出し＋複数」

▼見出しとその下に複数の項目があるもの

箇条書きスライド

見出し1
　　内容1.1
　　内容1.2
見出し2
　　内容2.1
　　内容2.2
見出し3
　　内容3.1

☞ 42 「見出し＋複数」を図解する（p.146）

　これらのパターン以外に「手順」や、スケジュールなどの「タイムライン」は、よく使われる。それらの図解についても取り上げる。

40　「見出し＋0」を図解する

　複数の項目をリストアップしたスライド表現は、項目を枠で囲み、配置することで図解する。

こう表現する

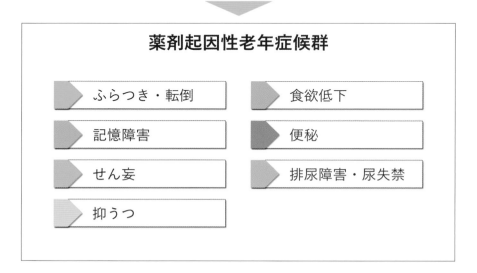

さまざまな見せ方

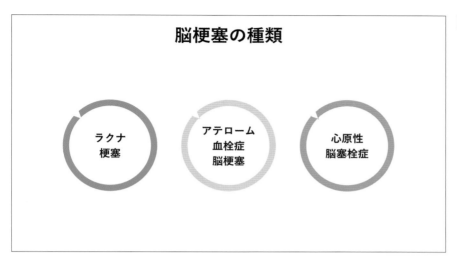

脳梗塞の種類

ラクナ
梗塞

アテローム
血栓症
脳梗塞

心原性
脳塞栓症

作成のポイント〉
円の左上の切り込みは白い三角形を重ねる

ビーチャム・チルドレスの臨床倫理の4原則

Respect of autonomy	Beneficence	Non-maleficence	Justice
自立尊重	善行	無加害	正義 公平 公正

作成のポイント〉
原語と日本語を組み合わせる

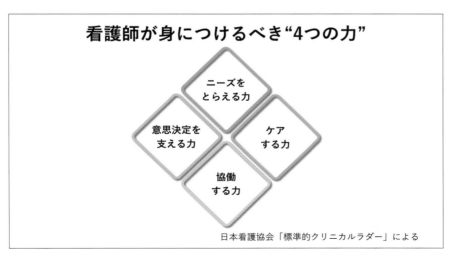

看護師が身につけるべき"4つの力"

ニーズを
とらえる力

意思決定を
支える力

ケア
する力

協働
する力

日本看護協会「標準的クリニカルラダー」による

作成のポイント〉
菱形は角丸四角形を回転する。図形を回転させると入力した文字も回転するので、文字はテキストボックスで入力する

41 「見出し＋1」を図解する

　見出しとその下にひとつだけの項目がある場合には階層構造であることに着目して、枠で囲んだデザインの図解にする。

こう表現する

脳卒中の種類

脳梗塞
　　脳や心臓の血栓により脳血管が詰まり脳が壊死
脳出血
　　脳の小さな血管が加齢や高血圧などでもろくなり破れ
　　て出血
くも膜下出血
　　脳の動脈瘤や動静脈奇形が破裂して脳の表面に出血

脳卒中の種類

脳梗塞	脳や心臓の血栓により脳血管が詰まり脳が壊死
脳出血	脳の小さな血管が加齢や高血圧などでもろくなり破れて出血
くも膜下出血	脳の動脈瘤や動静脈奇形が破裂して脳の表面に出血

さまざまな見せ方

感染経路

接触感染
（経口感染含む）

手指・食品・器具を介して伝搬する。頻度の高い伝染経路。

飛沫感染

咳、くしゃみ、会話などで飛沫粒子（5μm以上）により伝搬する。1m以内に床に落下し、空中を浮遊し続けることはない。

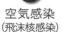

空気感染
（飛沫核感染）

咳、くしゃみ、会話などで飛沫核（5μm以下）として伝搬する。空中に浮遊し、空気の流れにより飛散する。

血液媒介感染

病原体に汚染された血液や体液、分泌物が針刺し事故等で体内に入ることにより感染する。

作成のポイント

円と囲み枠の影は［図形のオプション］の［効果］から［影］の［外側］の［オフセット：右下］を選ぶ

心不全の併存疾患への対処：糖尿病と代謝疾患

糖尿病

低血糖に注意しながら HbA1c 7.0% 未満の管理を目標とする

脂質異常症

スタチンの有用性は限定的であり、個々の患者で対応する

高尿酸血症

予後改善に関する有用性は明らかでない

作成のポイント

囲み枠は枠線を白にして［影］の［距離］（［図形のオプション］［効果］から）を増やす

看護師が身につけるべき"4つの力"

ニーズをとらえる力
ケアの受け手をとらえ、判断し、その人に適した方略を選択する

協働する力
ケアの受け手を中心に情報やデータを多職種間で共有しケアの方向性を検討、連携する

ケアする力
ケアの実施・評価を行う：PDCAサイクルや看護過程の展開

意思決定を支える力
ケアの受け手が立ち会う場面でその人らしい選択ができるための意思決定を支える

日本看護協会「標準的クリニカルラダー」による

作成のポイント

囲み枠の左上のアクセントは［図形］の［ブロック矢印］を使う

---

42 ｜「見出し＋複数」を図解する

見出しとその下に複数の項目がある場合には階層構造図（ツリー図）とその応用デザインで図解する。

▌こう表現する

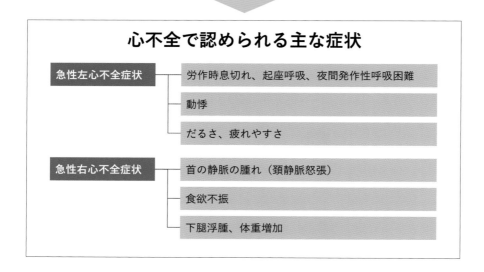

さまざまな見せ方

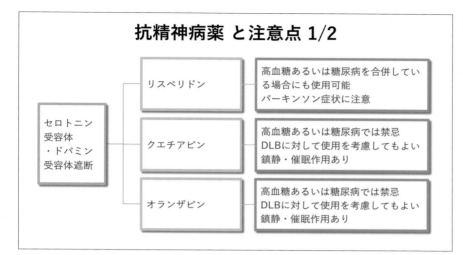

作成のポイント
囲み枠を思い切って
太くする（5.5 pt）

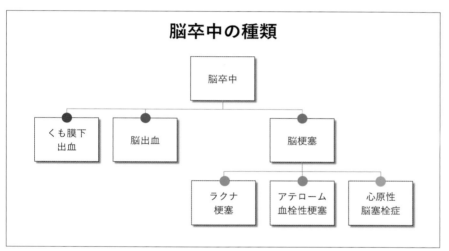

作成のポイント
文字の入った枠はひ
な形をひとつ作って、
コピーして配置を整
えてから、文字と色
を変更する

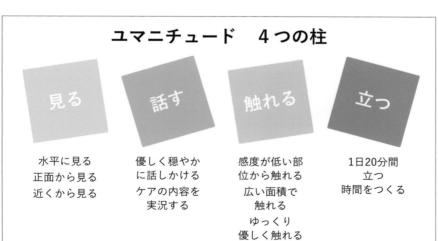

作成のポイント
四角形の傾きは文字
が読み取りにくくな
らない程度にする

43 ベン図で表現する

ベン図（Venn diagram）は、イギリスの論理学者ジョン・ベン（1834〜1923）によって考案された（1880年に発表された論文で使われている）。

共通項目はベン図で図解する

「見出し＋複数」のうち異なる見出しにいくつかの共通する項目が存在する場合にはベン図として図解できる。

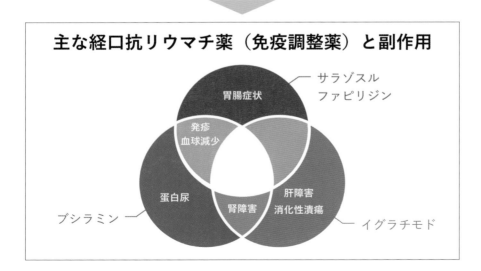

主な経口抗リウマチ薬（免疫調整薬）と副作用

サラゾスルファピリジン
　　発疹　血球減少　胃腸症状
ブシラミン
　　発疹　血球減少　腎障害　蛋白尿
イグラチモド
　　肝障害、消化性潰瘍、腎障害

主な経口抗リウマチ薬（免疫調整薬）と副作用

操作　ベン図を作成する

　ベン図は PowerPoint の［Smart Art］機能を使っても作成できるが、作成した図のそれぞれの領域に違う色をつけることができないなど使い勝手がよくない。自由に編集できるベン図を作るには［切り出し］機能を使う。

1. ベン図の元になる図を作成する。

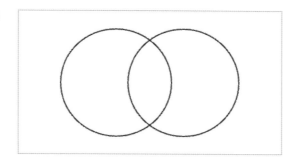

2. 2つの正円を選択し、［書式］タブの［図形の結合］から［切り出し］を選択する。

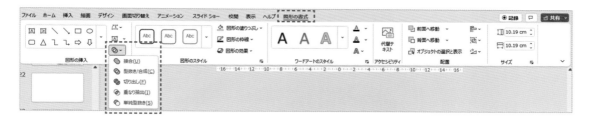

3. 図形が枠線の位置で分割され、それぞれ別に色を変えることができる（右の例の場合は分割されていることがわかるように図の配置をずらしている）。

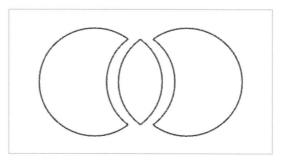

4. 必要な部分だけ色を変更し、文字を加える。

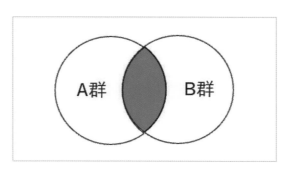

手順・タイムラインを図解する

　スケジュール、工程表といった時間の経過とともに変わっていく事柄や、プロセス、手順、手続きのように順番がある事柄であれば、順序に基づくフロー図（流れ図）で図解する。

タイムラインを使った表現

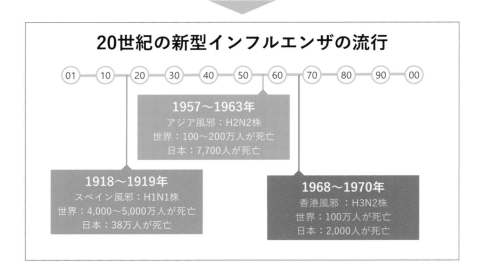

さまざまな見せ方

▼ 図の形を利用して左から右への流れを表現する

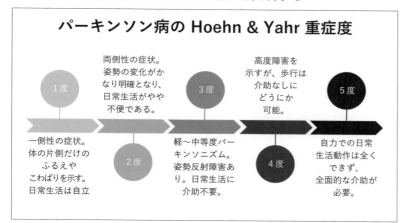

▼ 数字を使って左から右へ順に段階が移行していく様子を表現する

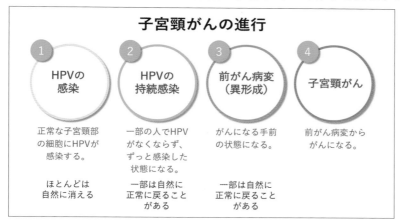

▼ 段を昇る比喩を利用して移行していく様子を表現する

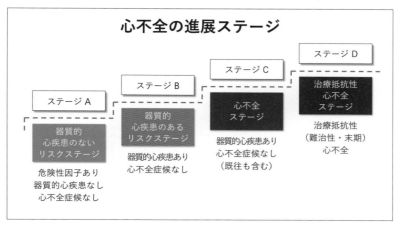

ここを直せば もっと良くなる─1

複数の項目を枠で囲み順番にしたがって並べて矢印で結んだフロー図を見直す。

Before なんとなくパッとしない

肝炎ウィルス感染から肝臓がん発症まで

感染：過去の医療行為などで感染経路から感染する

↓

急性肝炎：感染しても発症しない場合もある（キャリアと呼ばれる）

↓

慢性肝炎：ウィルスと免疫が戦っている状態。自覚症状はあまりない

↓

肝硬変：破壊と修復が繰り返され、うまく再生ができなくなる

↓

肝臓がん：肝硬変が長く続くと、がん細胞が発生しやすくなる

どうしてパッとしないのか

[1] 枠の中の表現が説明口調で冗長になっている

[2] 枠の大きさがバラバラ

[3] 配置に統一感がない

[4] 赤を使用している部分が多すぎる、赤字に下線を引いて必要以
上に強調している

After　改善してみた

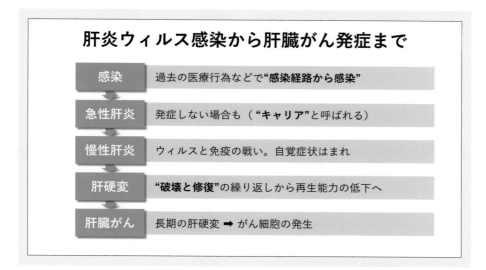

ここがポイント

[1] シンプルな表現にする

　図解の効用はひと目見て言いたいことが理解できることにある。この特徴を生かすには、文字を枠で囲んだり、矢印で結んだりするだけでなく、使われている文字による表現もひと目でわかるシンプルな表現にすることが必要だ。説明口調の表現や冗長な表現があれば見直してシンプルなものにする。シンプルにすれば余白を取ることもでき、読み取りやすくなる。

　また「見出し＋内容」といったように文を分けられるのであれば下のように分けて見出しを共通の視覚的なポイントとして表現する。

[2] 枠の大きさを揃える

　同じ位置づけの枠は文字列の長短の違いがあっても大きさを統一しておく。同じデザインパターンを繰り返すことでリズム感が生まれ、読み進みやすくなる。文字列を枠で囲むのではなく、枠があって、その中に文字列を入れていると考えて作る。

操作　枠の大きさを統一する

　[図形の書式] タブの [サイズ] で図形の [高さ] と [幅] を数値で指定する。

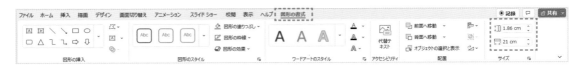

　いったん作った図形の大きさを揃える場合は、数値で指定すればよいが、ゼロから作るのであれば、次の方法のほうがよい。

操作　ひな形をひとつ作って複製する

　使い回しできる図解の一部分を作って、それを必要な数だけ複製する。複製したら配置を整え、順に文字を入れ替えて、必要に応じて色を変える。

　このとき最初に作る図解の一部は文字列の最も長いもの、高さの高いものにする。それ以外だと複製し、文字を入れ替えたときに枠をはみ出してしまい、最初から作り直すことになる。

　複製する場合には、必要な図をすべて選んでおいて [コピー] [貼り付け] を使ってもよいし、[Ctrl]＋Dで複製してもよい。

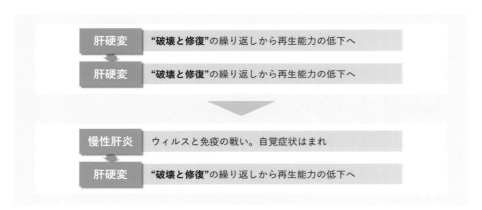

[3] 図形の配置を整える

　図形の端（あるいは中央）を目に見えない線に揃えるとすっきりきれいに見せることができる。すべての要素の繰り返し要素の端（あるいは中央）を揃えて等間隔に配置する。

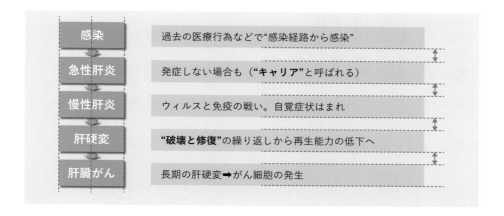

操作　離れた図形の端や中央を揃える、等間隔に配置する

　離れた図形の端や中央を揃えるには図形をすべて選択して［図形の書式］タブの［配置］をクリックし、表示される［オブジェクトの位置］の［配置］から揃え方を選択する。

　図形を等間隔に配置するには図形すべて選択して［図形の書式］タブの［配置］をクリックし、表示される［オブジェクトの位置］の［整列］から整列の仕方を選択する。

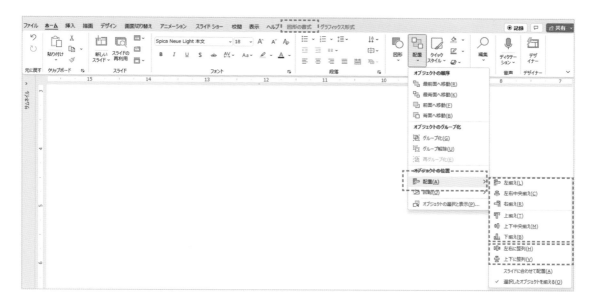

［4］強調部分を必要以上に目立たせない

　一枚のスライドの中にいくつもの赤や黄色があると、どこが大切なのかがわからなくなる。また文字を赤くして、そのうえアンダーラインを引くと、互いの強調手段がけんかをし、ごちゃごちゃしたイメージになって効果を上げられない。

　目を引く鮮やかな赤や黄色は、ほんとうに重要なところだけに使う。重要というのは部分部分の範囲の中での重要ではなく、説明に使うすべてのスライドの中で重要、あるいは一枚のスライドで特別に重要な部分である。

ここを直せば
もっと良くなる─2

文字と矢印だけを使った表現を見直す。

Before　なんとなくパッとしない

くも膜下出血

典型的な症状（すべて現れるとは限らない）

　・突然発症
　・経験のない激しい頭痛
　・吐き気、嘔吐
　・意識障害
　・めまい、視力低下
　・項部硬直　　など

特徴的な頭痛症状

病歴聴取・問診が重要
「突然の激しい頭痛」を
見逃さない！

どうしてパッとしないのか

[1] どこからどこまでがひとまとまりかわかにくい

[2] 矢印がどの部分とどの部分を結んでいるのかわかりにくい

[3] どういう順番で理解していけばよいのかわからない

After ▶ 改善してみた

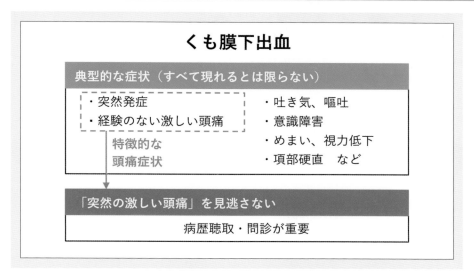

ここがポイント

[1] まとまりを作って枠で囲む

　まず関連のある複数の要素を枠で囲んでグループとしてまとめる。そのうえで異なるグループははっきり区別できるように間隔を空けて配置する。そしてグループどうしの関係がわかるように矢印や線で結ぶ。

　図解の作成にあたっては必要な項目を書き出し、こういうデザインにしようという手書きのメモでアイディアをまとめ、それを PowerPoint で作成するという方法も有効である。

[2] 線や矢印は原則として水平と垂直に引き、関係を示す

　矢印は水平か垂直に引くと秩序を感じてきれいに見える。線や矢印を描くときに、[shift] キーを押しながら描くと一定の角度しか引けないので、水平や垂直に引きやすい（p.174「 51 手早くきれいな図を作る」参照）。

47 ここを直せば もっと良くなる―3

文字と囲み枠、矢印を使った表現を見直す。

Before なんとなくパッとしない

骨折の治癒過程

第1段階【炎症期】

第2段階【修復期】

１次性仮骨 ２次性仮骨

第3段階【リモデリング期】

どうしてパッとしないのか

[1] 全体の構造とまとまりがわかりにくい

[2] 枠と文字の間が詰まりすぎている

[3] 図形の囲み枠が中途半端

[4] 矢印の意味がわかりにくい

After 改善してみた

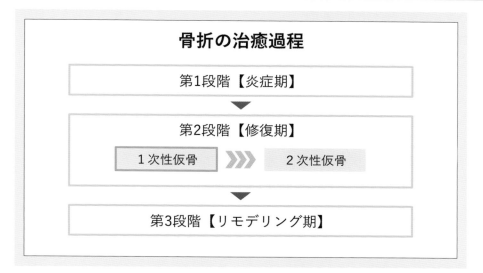

ここがポイント

［1］まとまりを作って枠で囲む

　要素の間隔を空けるだけでは区別しにくい場合や、強調する場合には、枠で囲んだり、線で区切ったりする。

　枠を目に見えない線に揃えるとすっきりきれいに見せることができる。複数の枠の端を揃えると、リズムが生まれ視線を流しやすくなる。一方、複数の枠を中央揃えにすると安定感が増す。

［2］枠と文字の間に適度な空白を取る

　囲み枠と文字が近すぎると窮屈な印象になる。枠と文字の間は適度にあけておく。

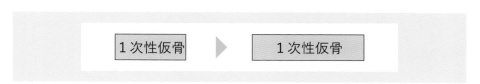

🤚操作　枠と文字の間に余白を取る

図形を選択しマウスを右クリックすると表示される［図形の書式設定］を選択する。表示される［図形の書式設定］から［図形のオプション］の［サイズとプロパティ］で左右上下の［余白］それぞれの数値を入力する。

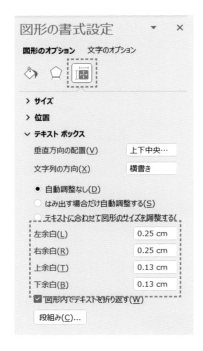

[3] 色で塗った図形は枠を削除するか、太くする

四角や丸など囲み枠の中を色で塗る場合、初期設定の枠線は中途半端な太さになる。太くして強調するか、枠を削除してすっきり見せるかのいずれかにする。

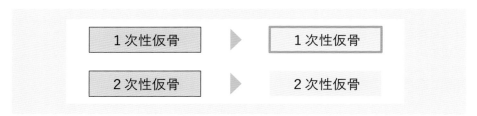

[4] 矢印を使い分ける

同じ位置づけの複数の矢印はすべて同じ形に統一し、位置づけが異なる矢印は明確に異なる形にする。

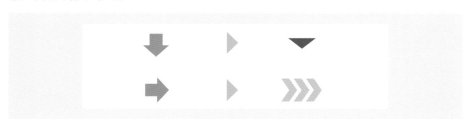

また全体を見て矢印だけが目立つことのないように表現する。

さまざまな矢印を使う（1）—二等辺三角形を使う

枠と枠の間隔が狭い場合、図形の矢印を使って結びつけると矢印の形が歪み、不格好になってしまう。矢印の代わりに図形の二等辺三角形を使えば、きれいに見える。

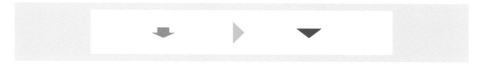

さまざまな矢印を使う（2）—山形矢印を使う

図形の［ブロック矢印］の［矢印：山形］を三つ使って、ひとつのグループにまとめる。

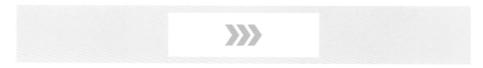

［矢印：山形］は［図形］の［ブロック矢印］からを選んで描く。

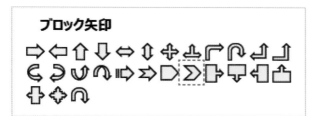

描いた複数の図形は［グループ化］を使ってひとつの図形のように扱うことができる。［グループ化］は複数の図形を選択し、［ホーム］タブの［配置］から［グループ化］を選択することによって複数の図形をまとめることができる。

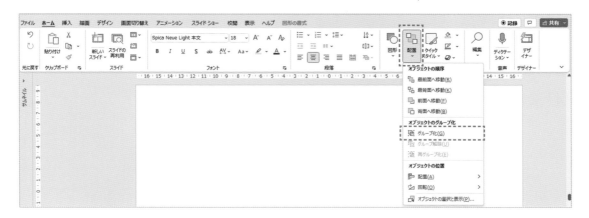

48 ここを直せば もっと良くなる—4

　判断するための問いに答えながら結論に導く図を見直す（「大腸ポリープ診断の
フローチャート」日本消化器病学会ガイドラインの知識をベースにしている。次の
図は参考資料に掲載されたモデルを原点として著者が制作した）。

Before なんとなくパッとしない

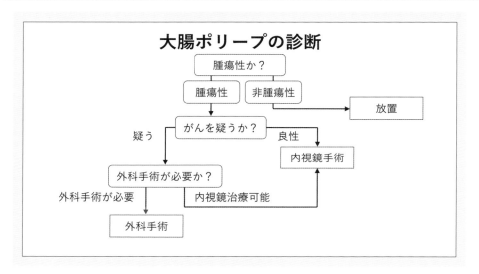

どうしてパッとしないのか

［1］フローの方向に統一した決まりがない

［2］問いと分岐の条件がともに枠で囲まれていて煩雑になっている

［3］矢印が枠の下から出たり、横から出たりと統一されていない

［4］最終的な結論がどこにいくつあるのかわかりにくい

After ▶ 改善してみた

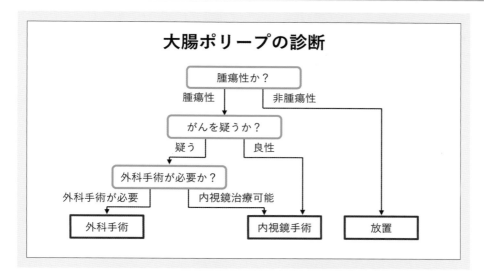

ここがポイント

[1] フローは手順や時間の経過にしたがって上から下

　フローの向きは手順や時間の経過の順に上から下に（右から左に横方向に向かうフローの場合は左から右に）する。

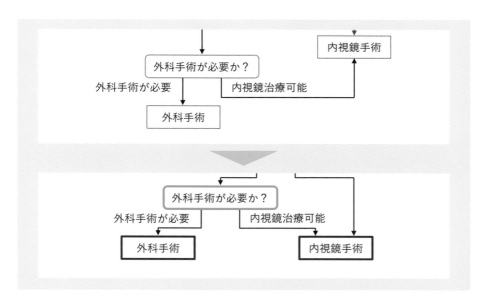

［2］分岐の条件は囲まずに矢印の脇に添える

分岐する条件は枠で囲むと、他の囲み枠と同じ形状になって違いがわからなくなる。条件は枠で囲まないで矢印の脇に添える。

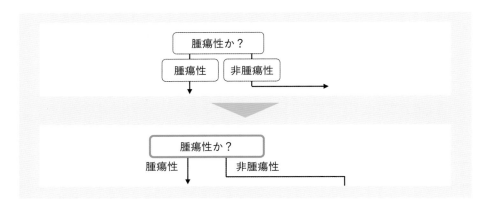

［3］枠から出る矢印は枠の下に統一する

枠から出る矢印は枠の下から出るように統一する。

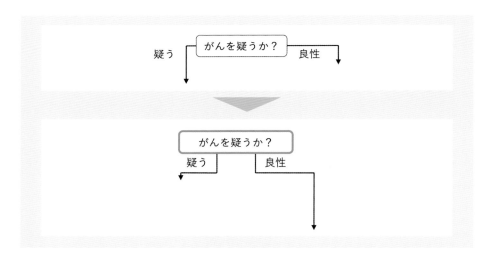

［4］最終的な結論は配置を揃える

最終的な結論は配置を揃え、どのような結論があるのかがわかるようにする。

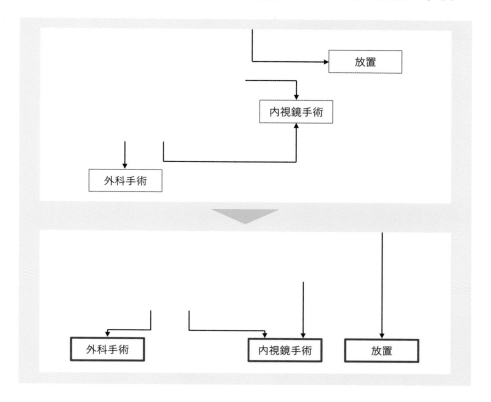

こうした表現も—結論に至ったプロセスを強調する

特定の結論に至ったプロセスを示すためには、問いに答える道筋の線を太くするなどして目立たせて、結論を強調する。

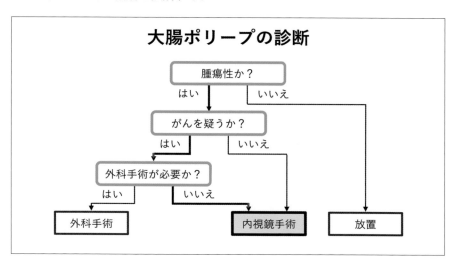

49 アイコン（ピクトグラム）を活用する

　イラストは、すべてのスライドでトーンを合わせておかないと資料としての統一感がなくなる。ところがそれぞれの内容に合わせたイラストをすべて同じトーンで用意するのは難しい。そもそもイラストは幼稚な印象を与えるので、欧米のプレゼンテーションではイラストを使ったスライドはほとんど見かけない。

　一般的にはイラストの代わりにアイコン（ピクトグラム）を使う。

アイコンで比率を表す

　グラフの表現をアイコンを使った表現にする。

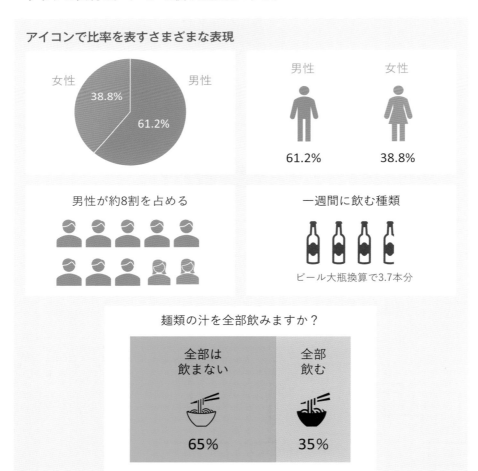

アイコンで比率を表すさまざまな表現

アイコンで関係を表す

関係を表す図解に使われている要素をアイコンに置き換えることでイメージしやすい表現にすることができる。

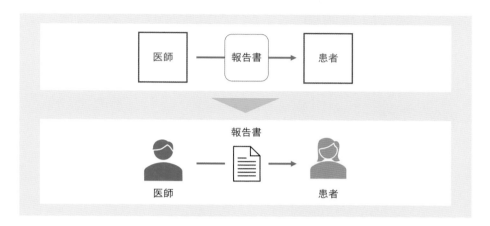

操作 アイコンを使う（1）—アイコンを選択する

1. ［挿入］タブの［アイコン］をクリックする。

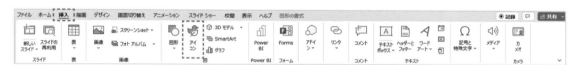

2. 表示された画面から①スクロールする②キーワード検索する③カテゴリを選ぶのいずれかでふさわしいアイコンを選択し、［挿入］をクリックする（一度に複数のアイコンを選択できる）。

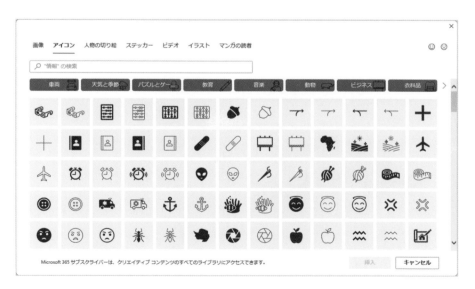

3. アイコンが挿入される。

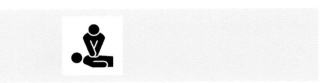

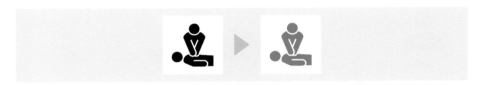

操作　アイコンを使う（2）―アイコンの色を変える

アイコンの色は必要に応じて変更する。

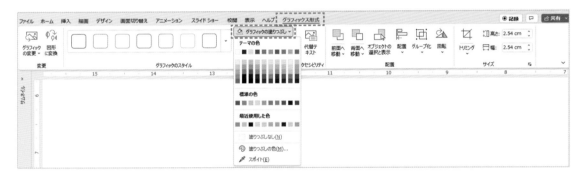

1. アイコンを選択する。

2. ［グラフィック形式］タブの［グラフィックの塗りつぶし］をクリックし、色を選択
する。

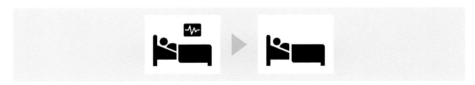

操作　アイコンを使う（3）―アイコンの一部を抜き出す

アイコンの必要な部分だけを使う。

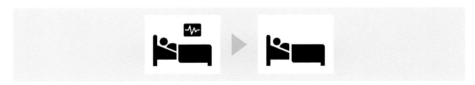

1. アイコンを選択し、［ホーム］タブの［配置］から［グループ解除］を選択する（Mac ではあらかじめアイコンを選択し、［グラフィックス形式］から［図形に変換］をクリックしておく）。

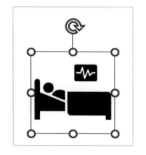

2. 次のメッセージが表示されるので［はい］をクリックする。

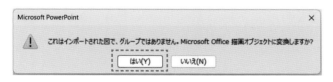

3. アイコンが分解される。

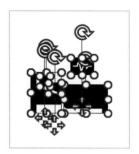

4. 使う部分だけを残し、不要な部分を削除する。残った部分は必要に応じて［グループ化］する。

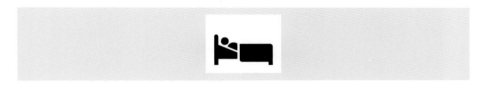

＊この方法を使って必要な部分だけ色を変えることができる。

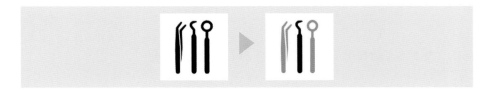

無料のアイコン素材サイト

　インターネットには会員登録不要で無料で使うことができるアイコン素材サイトがある。

　（例）「icooon mono」https://icooon-mono.com/

　　　　「silhouette illust」https://www.silhouette-illust.com/

　利用にあたっては利用範囲やクレジット表記の有無などの使用条件を確認する。

　使うアイコンは個性が強くない、色数が少ない、トーンを統一できることを念頭に選択する。

50 写真の引き出し線を工夫する

写真に使う引き出し線は判読しやすく、品良く見せる。

引き出し線に秩序を与える

写真に引き出し線を引くときに、ランダムにひくとバラバラな印象を与える。引き出し線の角度を統一することで、統一感を持つすっきりした印象になる。

■ 引き出し線に統一感がない

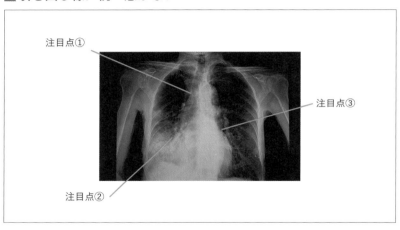

注目点①
注目点②
注目点③

■ 一定の規則にしたがって線を引くことで秩序を感じさせる

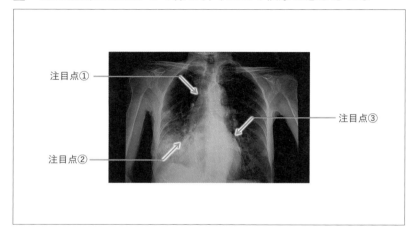

注目点①
注目点②
注目点③

操作 線の一方の終端を変更する

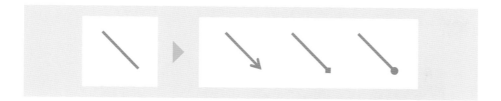

1. 線を選択し、マウスの右ボタンをクリックすると表示される［図形の書式設定］を選択する。

2. 表示される［図形の書式設定］の［塗りつぶしと色］から［線］の［終端矢印の種類］（線の引き方によっては［始点矢印の種類］）から指定する矢印（例の場合には［開いた矢印］）をクリックする。

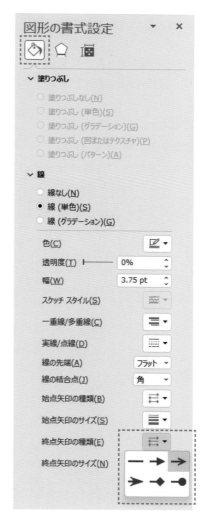

3. 必要に応じて線の［色］、［太さ］を調整する。引き出し線はやや太めの方が見やすい。

操作　線に白いフチをつける

引き出し線が写真との相性で判読しにくくなる場合には、線に白いフチをつけることでくっきり見せられる。

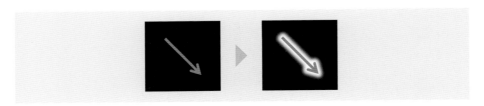

1. 線を選択し、マウスの右ボタンをクリックすると表示される［図形の書式設定］を選択する。

2. 表示される［図形の書式設定］の［効果］から［光彩］の［標準スタイル］から［光彩：5pt；灰色、アクセントカラー3］をクリックする。

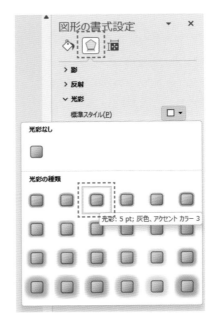

3. ［色］で白を選択し、［透明度］を0%にする。

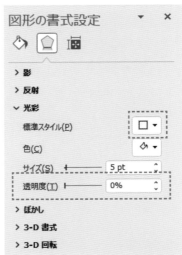

こうした表現も①—写真にテキストを重ねる

写真に線と文字を重ねることで写真を、より大きなサイズで表示できる。重ねる場合には、文字のテキストボックスを透明にして読みやすくする。

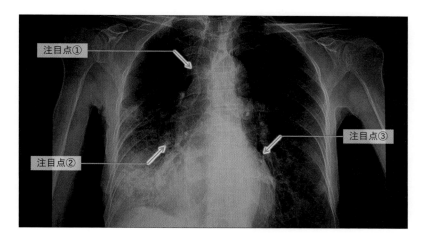

操作 テキストボックスを半透明にする

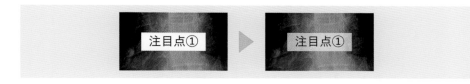

1. テキストボックスを選択し、マウスの右ボタンをクリックすると表示される［図形の書式設定］を選択する。

2. 表示される［図形の書式設定］の［塗りつぶしと色］から［塗りつぶし］の［色］で白を選択し、［透明度］に数値を入力する（数値は写真との相性で調整する）。

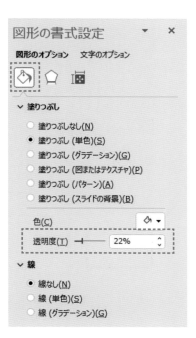

51 手早くきれいな図を作る

手間をかけずに効率よく図を描く。

水平線，垂直線を描く──[shift] キーを使いこなす①

　複数の線を引くときに方向を統一しておくとすっきりきれいに見せられる。方向を統一するときには，[shift] キーを使う。直線や矢印を描くときに [shift] キーを押しながら描けば水平・垂直・斜め45度といった一定の角度しか線をひくことができない。

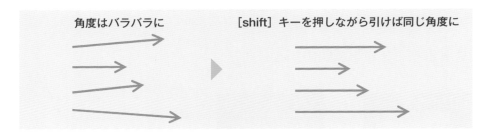

正方形，正円を描く──[shift] キーを使いこなす②

　正方形や正円といった縦横比が同一の図を描くときには [shift] キーを使うと効率よく描くことができる。[shift] キーを押すことで長方形を描く機能は正方形を描く機能に，楕円を描く機能は正円を描く機能になる。

　いったん描いた正方形や正円の形の大きさを調整するときに [shift] キーを押しながら拡大や縮小を行えば（四隅のハンドルをドラッグすれば）縦横比を固定したまま大きさだけを変えることができる。

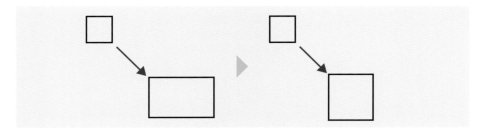

　図を移動するときに [shift] キーを押したまま移動すれば水平・垂直方向にしか移動できなくなる。

第5章

完成前に
最後の見直し

52 作った資料をチェックする

スライドをひとおおり作ったら全体をとおして見直す。

[縮小表示] で確認する

「これでいいだろう」というものができても他に人に見てもらうと思ってもみなかった指摘を受けることがある。スライドを作っているうちに気持ちが入り、説明を受ける側の視点を忘れてしまうからだ。

できあがったスライドはもう一度、相手の視点で見直す必要がある。

相手の目にスライドがどう見えるのかを確認するには PowerPoint の「縮小表示」機能を使う。

● [縮小表示] で相手の視点で見直す

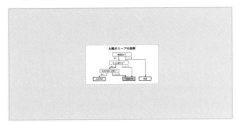

縮小率は思い切って小さくしないと作り手の視点が入ってしまうので、25パーセントにする。

● [表示] の [ズーム] をクリックして表示される [ズーム] で25%を指定する

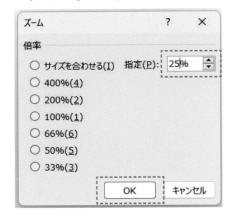

この縮小率で、最初のページから最後のページまで確認していき、文字が小さくなっていたり、図が細かくなりすぎたりしているところはないか、それほど重要でない部分に目立つ色使いしていないかを確認していって、気になるところがあれば手を入れる。

［スライド一覧］で確認する

個々のスライドのチェックが終わったら「スライド一覧」機能で資料全体をとおして確認する。まず情報が多すぎるスライドがないかをチェックする。多すぎるスライドが見つかればスライドを分けるか、内容を見直す。

次に、すべてのスライドについてどのスライドを取っても全体の資料の一部だと感じられるようになっているかという観点で確認していく。確認の項目を下に示す。

スライド一覧では順番を入れ替えたり、コピーしたりといったことができるので、必要に応じてそれらの機能も使う。

▼［スライド一覧］（［表示］の［スライド一覧］）で全体的に確認する

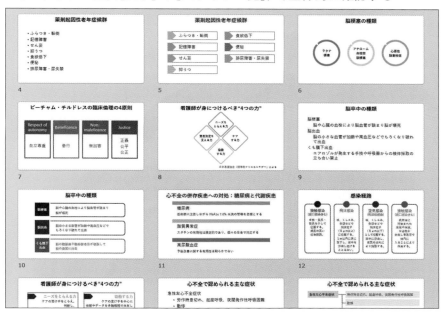

▼すべてのスライドで統一されているか確認する

1. 上下左右の余白
2. タイトルの位置、大きさ、装飾方法
3. 見出しの強調方法
4. 本文の文字のサイズや色
5. 同一レイアウトの図表の位置と大きさ

6. 同一レイアウトの行間と段落間隔
7. 線の種類や太さの使い方
8. 図形の形や色の使い方
9. 色の使い方

伝わらない理由から
表現を見直す

　一緒に仕事をしている人どうしであれば容易に伝わる表現が、それ以外の人を相手にすると伝わらなくなるのはなぜか。その理由から、もう一度スライドを見直していく。

「共通言語」としての表現

　一緒に仕事をしている人どうしで容易に伝わるのは、使われる表現が互いのあいだで「共通言語」として確立しているからだ。説明する自分も相手も読み方、見方をわかっているのでコミュニケーションが成立する。

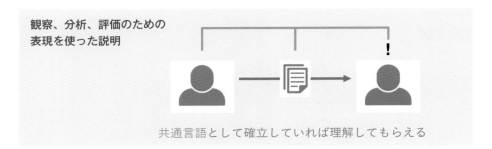
観察、分析、評価のための
表現を使った説明

共通言語として確立していれば理解してもらえる

　ところが、それ以外の人との間では使っている表現が「共通言語」化されていないため短時間で理解されない。どれほど自分が使い慣れた表現であったとしても伝わることはない。

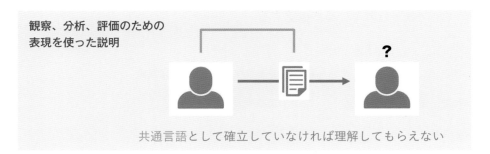
観察、分析、評価のための
表現を使った説明

共通言語として確立していなければ理解してもらえない

理解してもらうための二つの選択肢

　では「共通言語」として確立していない表現を理解してもらうにはどうすればよ

いのか。その選択肢は二つしかない。ひとつは読み方・見方を説明することであり、もうひとつは表現を変えることだ。

　前者の読み方・見方を説明する場合、相手に理解されるようにきちんと説明する必要がある。そのための時間も使い、必要に応じてそのためのスライドも追加する。さらに興味を失わないように、最初に理解する必要性を感じてもらわなければならない。けっこうハードルが高いが、どうしても必要であれば、きちんと準備しておく。

　一方、後者の表現を変えるのはそれほどハードルは高くない。自分の伝えようとすることを相手になじみのある表現を使って伝えることで確実に理解してもらう。

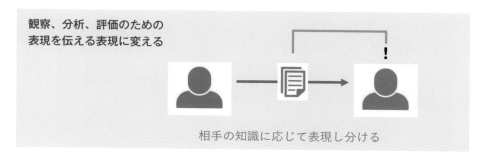

観察、分析、評価のための
表現を伝える表現に変える

相手の知識に応じて表現し分ける

相手に解読作業をさせない

　どちらの方法を選ぶかは状況次第だが、もっとも良くないのは「共通言語」として確立しないとわかっている表現を使って、一緒に仕事をしている相手にするのと同じように短時間で説明してしまうことだ。

　一枚のスライドの中で①詳細な表やグラフを提示し、②データを確認し、③そこから得られる結論を述べるという観察、分析や評価段階で行った過程を再現するかのような説明は、読み方・見方がわかっていない相手には理解されにくく、発表のその場で相手に解読作業を強いることになってしまう。

認知負荷を減らす

　入ってきた情報を一時的に記憶・処理する概念として「ワーキングメモリ」があり、このワーキングメモリは容量に限界があると考えられている。ワーキングメモリに対してかかる負荷を認知負荷（cognitive load）と呼ぶ。

　重要度が低い要素まで取り上げて情報が多くなってしまっている表現や、理解の本質と直接関係のない目を引きたいだけのさまざまな装飾や色を多用したクセの強い強調方法、余計なアニメーションなどは認知負荷を高める。

　直接関係のない情報を思い切って省き、相手にとってわかりやすい説明方法や表現をすることで相手の認知負荷を減らすことでわかりやすい説明にする。

わかりやすいスライドにするための3つの原則

　ここにあげる原則は PowerPoint の特徴を生かしたスライド作成の考え方に基づいている。

1 ストーリーをコントロールする

　PowerPoint は、複数のスライドを一枚ずつ順に見せることで発表者の意図どおりの順に相手の理解を進めていくことができる。

　Word や Excel で作成した資料のように相手が自分の気になる項目だけを読んだり、結論だけを見て中途半端に理解した気持ちになったりすることを避けることができる。こうした特徴を生かし、数値データなどの事実に基づいて結論や考察に結びつける過程を論理的な構造にしたがい手順を踏んで伝える。

2 情報量をコントロールする

　PowerPoint は、一枚のスライドに取り上げる情報を制限することで、そのスライドで理解すべきメッセージを確実に伝えることができる。

　人が一度に理解できる情報量は限られており、一枚のスライドに「ここではこの情報だけを見て頂ければ充分」という内容に絞って理解を促進する。

3 視線をコントロールする

　スライドのレイアウトを工夫することで、ポイントに視線をひきつけたり情報を意図どうりの見る順番に視線を誘導したりできる。

　重要度の低い部分を注視したり、発表者の意図と異なった順番に見たりして余計な時間をかけることなく、情報の重要度や理解する順を視覚的に伝える。

　これら3つの原則にしたがって、本書で取り上げた考え方やテクニックなどを使い、よりよいスライドを作成し、発表に役立ててもらいたい。

中山書店の出版物に関する情報は，
小社サポートページを御覧ください．
http://www.nakayamashoten.co.jp/
bookss/define/support/support.html

学会スライド 図解の技術
グラフと表の効果的な見せ方・作り方

2023 年 4 月 10 日　初版　第 1 刷発行

著 ──────── 飯田英明

発行者 ──────── 平田　直

発行所 ──────── 株式会社 中山書店
〒112-0006　東京都文京区小日向 4-2-6
TEL　03-3813-1100（代表）
https://www.nakayamashoten.jp/

装丁・DTP制作 ──────── 臼井弘志（公和図書デザイン室）

印刷・製本 ──────── 三報社印刷株式会社

Published by Nakayama Shoten Co., Ltd.　　　　　　　　　Printed in Japan
ISBN978-4-521-74992-1
落丁・乱丁の場合はお取り替え致します

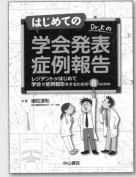
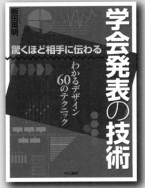